沪上中医名家养生保健指南丛书

总主编 施杞　执行总主编 李其忠　黄琴峰

常见肿瘤的中医预防和护养

主编　徐振晔

执行主编　张铭

上海市老教授协会

上海中医药大学老教授协会　编著

复旦大学出版社

弘揚名家養生之道

服務人民健康事業

賀《沪上中医名家养生保健指南丛书》出版

陳凱先 二〇一三年 九月

弘扬中华文明精髓

发展中国特色养生

贺《沪上中医名家养生保健指南（五）》出版

汤钊猷

二〇一三年九月

健康来自科学的生活方式

复旦大学上海医学院内科学教授 杨秉辉

2013. 7.

沪上中医名家养生保健指南丛书
编 委 会

常见肿瘤的中医预防和护养

编 委 会

主　　编　徐振晔

执行主编　张　铭

副 主 编　吴　继

编　　委　（按姓氏拼音排序）

邓海滨　龚亚斌　王立芳　王中奇

吴　继　徐振晔　张　铭　周卫东

Foreword

序 1

　　"人民身体健康是全面建成小康社会的重要内涵,是每一个人成长和实现幸福生活的重要基础。"这是习近平总书记在会见全国体育界先进代表时的讲话,说明健康对个人和社会的重要性。

　　《沪上中医名家养生保健指南丛书》是上海市老教授协会和上海中医药大学老教授协会经过协商、策划而编著的一套系列丛书,本丛书的出版得到了李从恺先生的大力支持。本丛书的总编施杞教授曾多次获得国家级、上海市科技进步奖,也曾获得"上海市劳动模范"、"上海市教书育人楷模"等荣誉称号,是德高望重的著名中医学家、上海市名中医,在中医临床上积累了丰富的经验;两位执行总主编也都有着深厚的中医学术功底和科普著作编著经验;各分册主编都是具有几十年临床经验的中医资深专家,在无病先防、有病早治和病后调养等方面都有独到而卓有成效的方法。专家们也感到,由于优质医疗资源的缺乏,每次门诊人数较多,而无法给病人解答更多的疑问,在防病和自我保健上也无法讲深讲透,因此冀望通过编著科普书籍来缓解这一矛盾。在编写过程中,他们结合现代医学知识对疾病进行分析,更重要的是把中医千百年来的实践和知识穿插其中;既考虑权威性,又考虑大众化;既继承了中医名家的经验,又奉献了自己的临证心得，体现了原创性。他们撰写认真，几易其稿，将本丛书和许多其他的养生书籍区别开来，以期正本清源，更好地为人民健康服务。

"人生百岁不是梦"，但要靠自己对身体的养护和医护人员的帮助。由于非医务人员在医学知识和技能上的缺乏，建议生病之后要到正规医疗场所治疗，因此本丛书没有把治疗疾病列为重点篇幅，重点在未病先防和病后调养上。书中既有大量的食疗知识，又有简单的草药使用，还有一些健身方法，可供普通民众自我预防、调养和护理，非常实用。

本丛书将学术、临证经验和科普写作方式准确地揉合在一起，相信在防病和病后调养中能给普通民众提供更多的便利，使全民的健康水平得到提升。

王生洪

2013 年 10 月

Foreword

序 2

近年来,随着民众物质生活水平的大幅提高,养生保健意识亦随之日趋增强。当人们衣食无忧之后,对自身的健康、自身的生命会格外珍视,古今中外,无不如此。可见,对养生保健的重视程度,是一个群体、一个地区,乃至一个民族富裕程度和文明程度的晴雨表。然而,伴随"养生热"的兴起,充斥市场的养生药物、养生食材、养生书籍、养生讲座、养生会所等也乱象丛生,良莠不齐,令人无所适从,这一现象已引起政府和民众的高度关注。有鉴于此,广大民众热切企盼中医药学各专业领域的著名老专家、老教授发出他们的声音。上海中医药大学老教授协会及上海市老教授协会协同复旦大学出版社,策划、编撰、出版本系列丛书,正是为了顺应这种社会需求和时代潮流。

早在中医药学的经典著作《黄帝内经》就告诫从医者:追求健康长寿,是人之常情。医生应该向患者指出疾病的危害性,使患者认真对待疾病;医生应该告诉患者疾病的可愈性,以增强其战胜疾病的信心;医生应该告诉患者如何治疗疾病和病后护养,重视患者在疾病防治过程中的主体作用;医生应该设法解除患者的消极情绪,以减轻患者的心理压力。医生的这种解释和劝慰,即便是不甚明了医理的人,也没有不听从的。时隔两千多年,《黄帝内经》的这段话语,依然是我们医生责无旁贷的天职所在。

本系列丛书的各分册主编,均为沪上中医药学界资深教授、名老中医。他们凭借丰厚的学术底蕴、丰富的临证经验、丰满的编撰热情,组织相关团队,历经年余,几易其稿,其撰著态度之认真、内容取舍之严谨、遣词用句之精致,绝不亚于学术专著的撰写。

本系列丛书共计12分册,内容遍及中医内科、中医外科、中医妇科、中医肿瘤、中医骨伤科、中医耳鼻咽喉科等。每分册以常见病证为篇名,首先简要介绍疾病概况,包括临床表现、诊断依据、致病原因、常规治疗及预后转归等中西医知识。其次着重介绍养生指导,包括发病前预防和发病后养护两部分:前者针对常见病证的发病原因,如感受外邪、卫表不固、情志内伤、饮食失调、起居不慎、禀赋亏虚等,提出预防该病证的具体措施与方法;后者针对该病证的主要临床表现、发病过程及预后转归等,提出有针对性的护养措施,如药物护养、情志护养、起居护养、饮食护养、运动护养、按摩护养等内容。

本系列丛书的编写原则通俗易懂,深入浅出;侧重养生,突出实用;力求权威性与大众化结合,做到以中为主,中西并述。

上海中医药大学老教授协会会长 施杞

2013 年 10 月

Preface

前　言

　　恶性肿瘤是严重危害人民群众身体健康的一类疾病，近年来我国恶性肿瘤的发病率也呈上升趋势。虽然恶性肿瘤的治疗新药及手段不断更新，但是大部分恶性肿瘤的治疗仍然达不到理想效果。我国每年花费在恶性肿瘤的医疗费达数千亿，恶性肿瘤对家庭、单位乃至社会的影响越来越值得关注。中医药是祖国传统文化的瑰宝，实践证明中医药在恶性肿瘤的预防及治疗方面有着独特的优势和特色。合理运用中医药养生知识，有利于肿瘤患者的康复。随着社会的进步与时代的发展，人们越来越渴望对于恶性肿瘤等疾病防治的认识，但绝大多数患者对于中医药养生的作用认识不全，甚至道听途说，事与愿违。

　　因此，我们撰写《常见肿瘤的中医预防和护养》一书，旨在引导恶性肿瘤患者选择合适的中医药养生方式,起到祛病延年的作用。本书以恶性肿瘤病种来分类,以较为通俗易懂的语言指导肿瘤患者进行养生,在预防、保健、康复等方面给予科学的、符合中医药理论的指导和建议,体现中医药"治未病"的思想。同时,合理养生也可以降低恶性肿瘤的发病率、延长患者生命、提高患者生存期、降低术后复发转移,在经济和社会价值方面均有较为重要的意义。本书按照恶性肿瘤相关疾病的不同特点,运用中医药知识深入浅出地讲述各疾病的养生方法。本书编写人员长期从事恶性肿瘤的中医药临床防治与科研工作,经验丰富,相关材料主要来源于专业期刊、著作及临床经验。书中语言通俗易懂,深入浅出,内容丰富,可读性较强。

徐振晔

2013 年 10 月

Contents

目 录

第一章
头颈部恶性肿瘤

 第一节 脑 瘤

✚【疾病概况】

颅内肿瘤亦称脑肿瘤,其病因至今不明,可分为原发瘤和转移瘤两大类。原发瘤一般以神经胶质细胞瘤最多,约占原发性脑肿瘤的60％,其次为脑膜瘤、垂体瘤、神经鞘瘤、先天性肿瘤、血管性肿瘤等。转移瘤占脑肿瘤中的很大一部分。据统计,25％～35％恶性肿瘤可发生脑转移,其中80％来自肺和乳腺,其他常见部位是大肠、泌尿系统、黑色素瘤、前列腺、胰腺、白血病、淋巴瘤、肝、女性生殖器和骨及软组织肉瘤,还有部分是由鼻咽癌、鼻旁窦或眼眶内癌瘤直接蔓延到脑部的。

脑瘤属于死亡率高而难以控制的一组肿瘤,发病率一般在4/10万～10/10万之间,男性稍高。脑瘤的发病率可发生于各种年龄,主要发生于成年人,占85％左右。但在儿童肿瘤中,脑瘤的发病率居第2位,仅次于白血病,15岁以下是儿童脑瘤的发病高峰。20～30岁以后,随着年龄的增长,脑瘤的发病率也逐渐增加,到60～80岁,形成第2个年龄发病高峰。

成年人与儿童不仅在脑瘤的发病率上不一样,在好发部位和类型上也有所不同,1～12 岁儿童中,比较多见的是小脑幕下的肿瘤,最常见的是髓母细胞瘤,其次为星形细胞瘤和胶质母细胞瘤;成年人及 1 岁以下婴儿比较多见的则是小脑幕上的肿瘤,其中星形细胞瘤和多形性胶质母细胞瘤占了一半以上。

中医古代文献中无脑瘤之病名,根据本病的临床表现,可归属于"头痛"、"中风"、"眩晕"、"癫痫"等范畴。如《灵枢·厥病篇》云:"真头痛,头痛甚,脑尽痛,手足寒至节,死不治"。《灵枢·海论》还说:"髓海不足,则脑转耳鸣,胫酸眩冒。"这与脑瘤的临床表现及预后十分相似。脑瘤的病位虽然在脑,但与肝、脾、肾等脏腑有关,风、火、痰、瘀、毒为其主要的病理因素。感受邪毒、饮食偏嗜是外因;先天不足,七情失调,或后天失养,久病耗伤,正气虚弱是脑瘤发病的内伤病因。究其病机主要为肾虚不充,髓海失养,肝肾同源,肾虚肝亦虚,肝风内动,邪毒上扰清窍,痰蒙浊闭,阻塞脑络,血气凝滞。"头为诸阳之会",总司人之神明,最不容邪气相犯。若感受六淫邪毒,直中脑窍或邪气客于上焦,气化不利,经脉不通,瘀血、瘀浊内停,内外全邪,上犯于脑,并留结而成块,发为脑瘤。

✚【养生指导】

脑瘤的养生旨在保养生命以增强体质抵抗外邪的侵入,传统的中医养生理论涉及饮食宜忌、日常起居、精神调摄、运动、药物、气功等诸多方面,养生的过程必须注意保养正气。中医学理论认为,肿瘤是在"内虚"基础上,多种致病因素相互作用,导致机体阴阳失调、脏腑气血功能障碍、病理产物聚结,最终发生质变,其总体特点是"全身为虚,局部为实"。一般说来,正气充足与否是肿瘤发生的主导因素,即所谓"正气存内,邪不可干"。

一、发病前预防

1. 了解脑瘤的发病因素

虽然脑瘤的发病原因目前仍然不甚明确，但是一些脑外部与内部的因素与脑瘤的发生、发展有一定的相关性，了解这些相关的因素，有利于本病的早期发现和预防。

1）头部损伤　头部损伤致异物进入颅内凹陷性骨折时，瘢痕组织所致的慢性炎症可以诱发脑瘤。头部外伤和脑瘤发生有关的标准是：受伤前身体健康；脑外伤的程度比较严重；外伤和脑瘤的部位一致；外伤和脑瘤发生的间隔时间较长，一般为4～20年；脑瘤经病理组织学证实。

2）放射线的照射　许多临床和实验已经证实放射线可以诱发恶性肿瘤。因此，头部暴露于放射线中也会增加脑瘤的发病风险。有报道头部白癣的11 000例儿童接受放射治疗后随诊12～25年，发现有6例恶性脑肿瘤和4例脑膜瘤的患儿，而在10 202例未经放射治疗的白癣儿童中仅1例发生脑膜瘤。由放射线诱发的脑肿瘤以脑膜瘤和纤维肉瘤为多，特别是白癣等皮肤疾患和下垂体腺瘤放射治疗（简称放疗）后发生脑瘤病例的报道较多。脑瘤的发生一般认为与放射线的剂量有关，其机制有人认为是放射线引起细胞水平的突变。在放射治疗过程中，照射野内反复多次受到放射线的刺激，或在短期内受到大剂量照射所引起。

3）化学物质　一些化学物质和药物也能引起脑瘤。甲基胆蒽、甲基硝酸等可诱致实验性脑瘤。成年人癫痫患者长期服用苯巴比妥、苯妥英钠、朴痫酮后，追踪随访发现其脑瘤的发生率较高，而癫痫本身和脑瘤发生间的有关资料却未见报道。此外，长期应用免疫抑制剂也可使脑瘤的发生增加。有报道肾移植的患者，由于大量应用免疫抑制剂，发生颅内淋巴肉瘤。职业性化学物质接触机会多的人，也被发现其脑肿瘤的发病率较高。可能有关的

沪上中医名家养生保健指南丛书

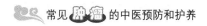

物质为铝、铅、石油化学制品、氯乙烯、丙烯腈、N-亚硝基化合物等。

4) 内分泌和代谢　在听神经瘤、脑膜瘤、脊膜瘤和胶质瘤等一些组织中发现有雌激素、孕激素、雄激素和糖皮质激素受体，因此认为这些激素对肿瘤的发生和发展可能有很大的影响。已有不少关于性激素受体与脑瘤临床关系的报道。一项对42例脑膜瘤和脊膜瘤的研究中，发现在93%的患者瘤体中测出有孕激素受体存在。孕激素受体在男、女性别中差异很大，女性瘤体中孕激素受体值比男性高。孕激素受体的含量与肿瘤的病理类型也有一定的关系，在恶性脑膜瘤中的孕激素受体值均相应地增高，而纤维化的肿瘤孕激素受体含量低于平均值，这可能与肿瘤细胞的间变有关。

5) 基因及遗传因素　同一家族中两个以上成员患脑瘤与孪生子患脑瘤的一致性说明遗传因素的在脑瘤发生中的重要意义。脑瘤家族发病的特征是：肿瘤类型多数相同；发病年龄接近；肿瘤部位多数相同。目前比较一致的意见是，某些少见的神经系统肿瘤，如错构胚细胞瘤、多发性神经纤维瘤、血管网状细胞瘤、网织母细胞瘤等与遗传关系密切，这些肿瘤常在一个家族中几代人中出现。

2. 注重早期症状的观察

1) 与颅内压增高有关的症状　头痛是颅内压增高的早期表现，颅后窝的肿瘤可致颈部疼痛并向眼眶放射，头痛程度随病情进展逐渐加剧。有逐渐加剧的间歇性头痛，以清晨从睡梦中醒来及晚间出现较多。这种头痛常发生在清晨四五点钟，往往在熟睡中被痛醒，起床轻度活动后头痛逐渐缓解或消失，故称为"清晨头痛"。咳嗽、乏力、打喷嚏、俯身、低头等活动使头痛加重。随着肿瘤的增大，疼痛逐渐加重，发作次数也日益增多。随着颅内压的增高，常常在剧烈头痛时伴有呕吐出现。与胃肠道疾病的呕吐相比，脑肿瘤患者的呕吐不伴有腹胀、恶心、腹泻，而是常呈喷射性。严重者不能进食，食后即吐，因此可影响患者的营养状况。严重的颅内压增高也可见视觉障碍,视神经盘水肿是颅内压增高的客观体征,早期无视力障碍,随视神经盘水肿持续相当时间后可发生视力减退;颅内压增高还可引起两眼展神经麻痹、复视、视力减退、黑矇、头晕、猝倒、意识障碍等。

2) 局灶性症状 取决于肿瘤所在的部位,可出现各种各样的症状及综合征。如精神症状、感觉障碍、运动障碍、平衡障碍、共济失调、癫痫发作等。位于大脑前部额叶的脑瘤可破坏额叶的精神活动,引起兴奋、躁动、抑郁、压抑等精神异常表现。脑下部的颞叶受肿瘤刺激而出现幻嗅,患者常闻到实际不存在的气味,如橡胶燃烧味、饭煳焦味等气味。有时一侧眼球向前突出,严重时眼睑闭合不全,即单眼突出症,最常见的病因就是脑肿瘤。位于脑半球中部的顶叶专管感觉,该部位肿瘤可引起单侧肢体疼痛和形体辨别等感觉减退或消失。若无中耳炎或外伤等病史,仅一侧耳朵听力呈进行性减退,伴有同侧耳鸣,很可能是颅内肿瘤压迫听神经所致。此外,还常见半身不遂的症状,一种是半身无力或偏瘫,表现为病侧肢体少动或不动;另一种是一侧肢体失调,表现为动作笨拙或不稳。

二、发病后养护

1. 心理调适

心理调适是脑瘤的治疗以及康复的重要方面,由于其疾病的特殊性及患者的理解偏差,患者常出现很大的疑惑、恐惧甚至对治疗失去信心,加上患者对疾病的认识和治疗方法不了解,常有过重的精神负担。所以说患者自己先要树立起战胜疾病的信心,这样也有利于保持机体的免疫状态,家属和护理人员应在各种治疗时更加关心患者,多向其讲述以往类似成功病例,鼓励患者积极配合治疗。同时做好细致的解释工作,护理人员也应根据患者的文化、社会背景,及其掌握的相关的医学知识,向患者及家属介绍各类治疗原理及可能出现的不良反应。患者也应树

沪上中医名家养生保健指南丛书

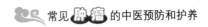

立起对治疗疾病的信心。

在进行手术或放射治疗前,保证患者有充足睡眠及较好饮食营养,增强患者体质,提高患者对于治疗的耐受力。治疗前1天给患者洗头,保持头颈部皮肤清洁。患者及家属先要了解治疗的基本过程及术中应注意的事项,使患者在治疗过程中能正确配合医师操作,顺利完成治疗。

2. 注意各类治疗的不良反应

1) 消化系统的反应 化疗药物可能引起恶心、呕吐、食欲不振等症状,在配合吐药治疗的同时注意呕吐物的性质和量,及时补充液体,防止水、电解质失衡。给予清淡、易消化、少刺激、高维生素饮食,以保证患者营养需求。

2) 肝肾功能的损害 化疗药物具有一定的肝肾毒性,因此在化疗后应定期复查肝肾功能,发现肝肾功能损害时应马上停止继续化疗,给予一定的支持治疗,逐渐恢复肝肾功能。

3) 造血系统反应 化疗药物或放射治疗可抑制造血系统,使白细胞、血小板减少,凝血功能障碍;注意患者有无出血倾向,定期做血液分析,若出现白细胞减少,给予升白细胞药物。患者可多食用富含铁的绿色蔬菜、动物内脏等。

4) 神经系统反应 化疗药物到脑血管内,可加重脑水肿,出现头晕、恶心、呕吐,有时还可出现视物模糊等颅内压增高症状,这时应及时就医,同时患者要控制紧张情绪,以免血压增高。在医院治疗时加强生活护理,严密观察患者意识、瞳孔、生命体征的变化,保持室内安静。

5) 变态(过敏)反应 化疗后有时可能发生变态反应,出现荨麻疹。可以使用一些抗过敏药物,同时不要搔抓,减少对皮肤的刺激。

6) 癫痫 脑部肿瘤对神经系统的影响,有些患者出现癫痫症状。此时应立即平卧位,头偏向一侧,保持呼吸道通畅,有条件的给予供氧;派专人看护,严密观察意识、瞳孔及生命体征的变化,保持患者环境安静、保暖,积极送医诊治。

3. 中医药治疗

中医药在治疗脑瘤防治中有良好的作用,临床辨证论治,根据每个患者不同的体质辨证用药,主要分为气血郁积型、脾肾阳虚型、肝肾阴虚型、痰湿内阻型、肝胆实热型、肝风内动型等。同时可以配合一些中成药治疗,如榄香烯注射液、牛黄醒消丸、耳聋左慈丸等。

4. 随访与复查

定期到医院随访与复查,有利于脑瘤复发与转移的早期发现,若能得到及时治疗,有较好的预后。早期脑瘤患者在术后应定期随访,一般每2个月复查1次头颅 CT 及眼底检查,时刻关注颅内压变化,查看治疗情况。

5. 饮食及忌口

饮食护理对脑瘤患者手术后的康复治疗具有重要意义,因为科学合理的饮食护理有助于维持脑瘤患者良好的营养状况,提高身体免疫能力,在促进手术创伤的愈合和患者康复等方面能发挥重要作用。

脑瘤患者忌食用兴奋神经系统的食物,如酒、浓茶、咖啡等,吸烟者应戒烟。脑瘤患者要多吃具有保护颅内血管作用的食物,如芹菜、荠菜、菊花脑、茭白、向日葵籽、海带、海蜇、牡蛎、文蛤和具有防治颅内高压作用的食物,如玉米须、赤豆、核桃仁、紫菜、鲤鱼、鸭肉、石莼、海带、蟹、蛤蜊等。

脑瘤患者手术前膳食中应含有充足的易消化的糖类,以保证肝脏贮存较多的肝糖原,维持手术过程中血糖浓度和及时提供能量,保护肝脏免受麻醉剂的毒害。膳食中蛋白质应占总能量的 20％,其中优质蛋白质(从动物性食品和豆类食品中获得的蛋白质)应占蛋白质总量的 50％,糖类应占总能量的 65％,脂肪含量不宜过高,可占总能量的 15％左右。

脑肿瘤放、化疗期间可以多食些补肾生血的食物,如黑芝麻、葡萄、枸杞子、黑豆、栗子、核桃仁、猪血,另外,宜多吃新鲜水果、蔬菜、豆类。总体上以高蛋白、高维生素而又清淡的食物为主,如鸡蛋、甲鱼、鲤鱼、鲫鱼、草鱼、薏苡仁、苡米粥、莲子、花生、白菜、菠菜、香蕉、红枣、黑木耳、生姜、金橘、新鲜水果及蔬菜等。

在使用脱水利尿剂时,可能会使身体中的电解质减少,可多吃含钾丰富的食物,如香蕉、芹菜、玉米、橘子等。

6. 药膳

(1) 田七炖鸡

组成:嫩母鸡 1 只(约重 1 千克),田七 12 克,红枣 10 个,枸杞子 10 克,桂圆肉 10 克,生姜、料酒、酱油、食盐各适量。

用法:将鸡宰杀后,净毛,剖腹去内脏,剁去头、爪,冲洗干净。田七用料酒适量浸软后,切成薄片备用。将田七及枸杞子、红枣、桂圆、生姜片、料酒、食盐、酱油等拌匀,装入鸡腹内,再把整只鸡放入搪瓷或陶瓷盘中(鸡腹部朝上),加盖后置笼中或瓷盆中蒸炖。2~3 小时后,出笼加味精适量,即可食用。每日 2~3 次。

功效:补血益气,化瘀安神。适用于脑肿瘤化疗反应和癌性贫血体质患者。

(2) 魔芋粗丝

组成:魔芋 1.5 个,胡萝卜 1 个,牛蒡 100 克,蒜苗 100 克。色拉油、调料(料酒 120 毫升,酱油 100 毫升,砂糖 25 克配制而成)各适量。

用法:魔芋切成适当大小,胡萝卜切成与之同样大小。牛蒡切细并加水煮 5~6 分钟。蒜苗切成 3~4 厘米之段,在锅内将色拉油烧热,放入魔芋、牛蒡同炒,加调料煮 10 分钟,另加胡萝卜煮 5~6 分钟,最后放入蒜苗,再烧片刻,即可。

功效:行瘀消肿,解毒止痛。适用于脑瘤而症见头痛、便秘者。

(3) 宁神排骨汤

组成:黄芪 10 克,淮山药 20 克,玉竹 25 克,陈皮 2 克,百合 20 克,桂圆肉 15 克,枸杞子 10 克,猪排骨 300 克或整鸡 1 只,食盐、胡椒粉各适量。

用法:先将黄芪、淮山药等药材放入布袋,扎紧口,放 5 000 毫升水中浸 5～10 分钟,再放入排骨,先大火后小火,炖煮 3～4 小时。捞出布袋,加入盐、胡椒粉等佐料即可食用。每次 1 碗,每日 1 次。

功效:健脾开胃,补气益神。适用于脑肿瘤颅压增高而气阴两虚者。

(4) 参须肉汤

组成:人参须 6 克,黄芪 15 克,山药 28 克,枸杞子 23 克,党参 28 克,排骨 300 克或整光鸡 1 只。清水适量。

用法:人参须、黄芪等中药用布袋盛好,扎口后和排骨或鸡一起放入锅中,加水 5 大碗。先大火后小火,炖煮 3～4 小时。捞出布袋后即可食用,饮汤食肉,每次 1 小碗,每日 1 次。多余的放冰箱保存,用时取出煮沸后食用。

功效:补血益气,化瘀安神。本膳主要适用于脑肿瘤放、化疗后的不良反应。

(5) 急性子苍耳子卤鸡蛋

组成:急性子 20 克,苍耳子 20 克,鲜鸡蛋 6 枚。

用法:将急性子、苍耳子洗净装入纱布袋中,扎紧袋口。然后把药袋放入砂锅中,加入清水 5 碗,将药汁煎浓至 1 碗后,倒出药渣弃去药袋。把鲜鸡蛋放入空砂锅中,加入清水、胡椒、盐等调味品煎煮。取出熟鸡蛋,剥去蛋壳再放回砂锅中,将已煎好的一碗药汁也倒入砂锅中,重新小火煮鸡蛋。可以用牙签在鸡蛋上刺一些小孔,以便药汁浸入鸡蛋内部,但注意不要将鸡蛋敲碎。待药汁熬尽止。可每日佐餐吃 1～2 个卤鸡蛋。

功效:活血化瘀,消肿止痛。为脑肿瘤抗癌药膳,但身体虚

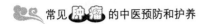

亏,肾功能不佳,脾胃虚弱者慎食、少食为宜。

(6) 天麻猪脑盅

组成:天麻片 15 克,猪脑 1 副,冬菇 3 朵。葱、姜、盐、料酒、味精、鸡汤等各适量。

用法:天麻片用温水洗净,猪脑去血筋,冬菇泡软,小盅内倒入适量高汤,加入以上材料隔水蒸 20 分钟,服用前加少许味精调味。

功效:养心补脑,镇静安神。适用于脑肿瘤出现精神症状者。

7. 运动调适

"生命在于运动",运动有助于气血流通、增强体质、提高机体的抗病能力。对于脑瘤患者,由于身体功能有所减退,所以运动的原则要保持适量。运动形式有多种,如气功、太极拳、保健操等,但其中最简便易行的为散步。一般每次 15 分钟左右,每日 2~3 次即可,速度应缓慢,以微微出汗,心率每分钟 110~120 次为度。运动过程中,如出现异常症状,如头痛、头晕、心慌、恶心、呕吐等,要立即停止运动。

8. 自我保健按摩

经络理论和针灸是传统医学的精华之一,对一般人而言,当然不必人人都会针灸,但我们不妨依据经脉穴道的理论,运用针灸手法来按摩。除了能很快缓解症状之外,还可以促进血液循环,强化生理功能,提高免疫力,达到抗病的目的。

足三里是足阳明胃经穴,在小腿前外侧,当犊鼻下 3 寸,距胫骨前缘一横指(中指)。古今大量的实践证实,足三里是一个能防治多种疾病、强身健体的重要穴位。自我按摩方法:每日用大拇指或中指按压足三里穴 1 次,每次每穴按压 5~10 分钟,每分钟按压 15~20 次。注意每次按压要使足三里穴有针刺一样的酸胀、发热的感觉。

内关是手厥阴心包经穴。仰掌,位于前臂正中,腕横纹上 2

寸,在桡侧屈腕肌腱同掌长肌腱之间。内关穴主要功能为疏导水湿、宁心安神、理气镇痛。自我按摩方法:每日用大拇指或中指按压内关穴 1 次,每次每穴按压 5～10 分钟,每分钟按压 15～20 次,注意每次按压要使内关穴有针刺一样的酸胀、发热的感觉。

合谷是手阳明大肠经穴,位于手背虎口处,于第一掌骨与第二掌骨间陷中。主治齿痛、手腕及臂部疼痛、口眼歪斜、感冒发热等症。自我按摩方法:在按摩时,两手可以交替按摩,用拇指屈曲垂直按在合谷穴上,做一紧一松的按压,每次每穴按压 5～10 分钟,频率为每 2 秒钟 1 次,即每分钟 30 次左右。重要的是按压的力量需要有一定的强度,要出现酸、麻、胀的感觉,这样才能起到作用。

三阴交是足太阴脾经穴。位于小腿内侧,当足内踝尖上 3 寸,胫骨内侧缘后方。三阴交穴主治腹痛、肠鸣、腹胀等,所以它对化疗后的胃肠道反应有较好的效果。自我按摩方法:每日用大拇指或中指按压三阴交穴 1 次,每次每穴按压 5～10 分钟,每分钟按压 15～20 次,注意每次按压要使三阴交穴有针刺一样的酸胀、发热的感觉。

 第二节 鼻 咽 癌

【疾病概况】

鼻咽癌是发生于鼻咽黏膜的恶性肿瘤,可发生在各个年龄组,但以 30～60 岁多见,占 75%～90%,男女发病率之比为 (2～3.8)∶1。中国南方以及东南亚一些国家如新加坡、马来西亚、菲律宾是全球鼻咽癌高发地区。2005 年我国调查数据显示鼻咽癌死亡率为 1.46/10 万,占全部恶性肿瘤死亡总数的 1.07%。

沪上中医名家养生保健指南丛书

流行病学调查提出鼻咽癌的病因可能与下列因素有关。①遗传易感性：鼻咽癌患者有种族及家族聚集现象，如居住在其他国家的中国南方人后代仍保持着较高的鼻咽癌的发病率，这提示鼻咽癌可能是遗传性疾病。目前研究已发现 HLA 和其他 3 个基因（TNFRSF19、MDSI－EVI1 及 CDKN2A/2B）是鼻咽癌的易感基因，能显著影响鼻咽癌的发病风险。②EB 病毒感染：不管种族因素，EB 病毒感染与鼻咽癌的发病关系密切。早在 1997 年国际癌症研究机构认为已有足够证据证明 EB 病毒为Ⅰ类致癌物质，与鼻咽癌密切相关，但是在致瘤过程中其致癌作用发生相对较晚。③环境因素：腌制食品中的亚硝酸盐、吸烟、职业性烟雾、化学气体、灰尘、甲醛的暴露和曾经接受过放射线照射等都与鼻咽癌的发生有一定关系。

鼻咽癌属于中医学"鼻渊"、"石上疽"、"真头痛"等范畴。中医学认为其发病主要为情志不舒，内脏虚损，正气不足，外邪乘虚而入，以致肺热痰火，肝胆毒热上扰，痰浊凝结而成肿块。也有先天禀赋不足，或后天脾胃失养，以致肝肾不足，肺胃阴虚，阴虚火旺，煎熬津液成痰，痰毒凝滞，结于鼻部而成肿块。

鼻咽癌的主要症状为回吸性涕血、鼻出血、鼻塞、耳鸣及听力下降、头痛等鼻咽部局部症状。若鼻咽部肿瘤压迫或侵犯脑神经，可出现黑矇、复视、眼睑下垂、眼球固定、面麻、声嘶、言语障碍或吞咽困难等脑神经损害的症状。颈部淋巴结转移引起单侧或双侧淋巴结大。远处转移多发生在骨、肺、肝，可由于肿瘤转移而出现骨痛、骨折、咳嗽、血丝痰、胸痛、肝区疼痛等症状。

中医从整体出发治疗鼻咽癌，讲究辨证论治。总的治疗原则是扶正祛邪，养阴生津，清肺化痰。临床上常见两型鼻咽癌患者，一是肺热痰火型，二是阴津亏损型。前者多见于早期或放疗期，主要表现为涕中带血，鼻塞流浊涕，口苦咽燥，大便秘结，舌红、苔腻或黄腻，脉滑数，治以清肺泻火，化痰散结。后者多见于疾病后期或放疗后期,表现为咽干唇燥,口干欲饮,五心烦热,头晕耳鸣,舌红,舌面干有裂纹,苔少或光剥,脉细数,治以养阴生津,滋阴泻火。

放射治疗是鼻咽癌的主要治疗方法。20 世纪 80 年代鼻咽癌 5 年生存率仅为 50% 左右。随着影像技术的发展,放射治疗技术的进步及综合治疗的运用,近 10 年鼻咽癌的预后有了显著的改善,中国 20 世纪 90 年代鼻咽癌的 5 年生存率已提高到 75%。目前资料表明,患者的一般状况、年龄(<40 岁预后较好)、性别(女性较好)、病理组织学类型、临床分期、治疗前后血红蛋白、治疗相关因素、分子生物学(EB 病毒 DNA 水平、EGFR、VEGF、BMI－1)等因素与预后密切相关。

✚【养生指导】

鼻咽癌的养生指导原则:针对与鼻咽癌发病相关的因素,如家族遗传、饮食营养、环境因素、病毒感染等采取相关预防措施。增强体质,定期筛查,做到鼻咽癌早发现、早诊断、早治疗。发病后注意心情调适,配合治疗,积极锻炼,合理饮食,坚持随访。

一、 发病前预防

1. 健康饮食

限制腌制、熏制及含亚硝酸盐类等食品摄入,如咸鱼、腌肉、酸菜等,罐装或含防腐剂的肉类食物,也应尽量少吃。不吃已发霉的花生或粮食,更不要食用发霉花生榨成的油。不吃热烫食物及过分刺激性食物。烟熏食物含致癌的多环芳香烃。食物烹调过程中,过分高温、油炸蛋白质会产生致癌物。

饮食结构多样化,不要偏食,应经常食用富含维生素的新鲜蔬菜和水果。维生素 A、维生素 C、维生素 E 具有良好的抗氧化和抗上皮增生的作用。

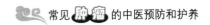

2. 避免接触有害气体

尽可能避免接受污染较重的外界空气环境。因为鼻咽部是外界空气进入肺部的必经之路,有害的气体进入肺部之前首先侵害鼻中咽部。尽量避免有害烟雾吸入,如家庭装潢中的甲醛、蚊香、祭拜用的炷香、二手烟、化学气体等。平时多关注天气预报,如大气中 PM2.5 超标,外界空气有中重度污染时,尽量减少外出,或外出时采取配戴口罩等防护措施。

3. 增强体质,预防感冒

积极参加体育锻炼,增强体质。同时注意气候变化,预防感冒,保持鼻及咽喉卫生,避免病毒感染。因 EB 病毒已被证实是鼻咽癌的 I 类致癌物质。且反复的上呼吸道感染易诱发鼻炎,导致鼻咽黏膜水肿、刺激鼻咽上皮增生。对鼻咽上皮增生性病变,特别是不典型增生和异型化生等鼻咽癌的癌前病变,应积极治疗。

4. 烟酒宜节制

吸烟是单一的、已经较明确的为人们所熟知的致癌因素,与30%的癌症有关。烟焦油中含有多种致癌物质和促癌物质,如3,4-苯丙芘、多环芳香烃、酚类、亚硝胺等。当烟草燃烧的烟雾被吸入时,焦油颗粒便附着在鼻咽部及支气管黏膜上,经长期慢性刺激,可诱发癌变。当今世界上每年有 270 万人由于使用烟草而死亡,吸烟不仅危害本人健康,并且污染环境危及周围不吸烟的人。吸烟主要引起肺、鼻、咽、喉及食管部肿瘤,在许多其他部位也可使其发生肿瘤的危险性增高。

饮酒是致癌危险因素之一,约占 4%。虽然在各种危险因素中所占比例很低,但它的特点是与其他危险因素有协同作用。长时间大量饮酒后,增加患口咽癌、喉癌、食管癌的危险。

5. 加强高危人群的筛查

由于鼻咽癌的发病有遗传易感性的特点,所以家族中若有鼻咽癌患者,或是患鼻咽部慢性炎症或息肉者,应定期做检查。

一旦出现鼻塞、鼻出血、头面部钝痛、单侧性流泪、面颊部麻木或发胀、上磨牙异常、张口困难、听力下降、视力减退等可疑症状时,不可掉以轻心,应及时请鼻科医师详细检查,包括 CT、X 线摄片和纤维鼻咽镜检查等,以尽快确诊,及早治疗。

二、发病后养护

1. 调整心态

鼻咽癌患者应认识到本病有治愈的可能,及时调整心态,尽早从情绪低潮中恢复过来。中医学认为,心理压抑会导致气机紊乱、气血循环不畅通,加重癌细胞的扩散,导致短期内复发。治疗结束后鼓励患者多参加一些社会活动,如抗癌俱乐部、癌症康复协会等,多接触积极正面的环境和信息。保持心态的乐观,情绪的稳定,良好的人际关系和社会交往,不但可以巩固临床的疗效,同时,也是临床治疗的继续。

2. 了解疾病知识,配合治疗

多了解一些疾病的知识,以更好地配合医师治疗。

鼻咽的位置特殊,它位于头面部的中央、鼻腔的后面,周围有脑、脊髓、眼睛等重要器官,手术难以切除干净,所以鼻咽癌的治疗方法主要是放射治疗,辅以化学治疗和手术切除。

一般来讲,单纯的放射治疗可以治愈鼻咽癌,其 5 年生存率达到 50%～70%。对于早期病例,单纯放射治疗就可以达到较好的疗效,5 年生存率达 70%～95%;对于晚期病例,应该进行放、化疗综合治疗;对于放、化疗后颈部淋巴结残留的病例主张手术切除。即使是复发性鼻咽癌,经过合理的综合治疗,也可以达到 10%～20% 的 5 年生存率。

放射治疗可以分为常规放疗、三维适形放疗(3D–CRT)、调强放射治疗(IMRT)和近距离腔内后装放疗。IMRT 技术是近几年发展起来的照射技术,它能够使高剂量的照射范围在空间分布上与肿瘤的三维形状极其相似,而使肿瘤周围的正常组织和

沪上中医名家养生保健指南丛书

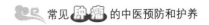

器官受到较低剂量的照射,从而在杀灭肿瘤的同时保护正常组织。鼻咽肿瘤形状很不规则,而且肿瘤周围存在神经、脑、脊髓等非常重要的器官,所以最适合应用 IMRT 技术。

中医中药在治疗鼻咽癌方面有丰富的经验,通过辨证论治,扶正祛邪,既可控制肿瘤生长、防治肿瘤扩散转移,还能配合,减轻放疗的毒性和不良反应,增强其疗效,改善患者的生存质量,延长生存期。因此,鼻咽癌患者在患病后应尽早进行中医干预,至正规医院开具处方,坚持口服中药治疗。

3. 放疗并发症的处理

鼻咽癌的放射治疗是目前最有效的治疗手段,虽然鼻咽部邻近结构对放射线具有较高的耐受性,但仍会出现由放疗引起的一些并发症及后遗症,尤其是那些足量或超量放疗的患者。放疗并发症常见放射性皮肤、黏膜反应及急性放射性腮腺炎。

放射性口腔黏膜炎的处理主要是对症处理,在保持口腔卫生的同时,可采用漱口水、消炎的喷剂、含麻醉剂成分的含漱液、促进黏膜愈合的制剂,严重者可使用抗生素治疗。进食困难者,可进行鼻饲或静脉补充营养。

Ⅰ度放射性皮肤反应,如瘙痒可用 3% 薄荷淀粉局部外敷。Ⅱ~Ⅲ度皮肤反应可用氢地油外用,同时局部使用促进表皮生长的药物。Ⅲ度皮肤反应时应密切观察其变化,必要时应停止放疗。

急性放射性腮腺炎一般出现在放疗的第 1~3 天,处理原则为对症处理。关键在于预防,应告知患者,在放疗的前几天内,不要吃刺激唾液分泌增加的食物和水果。

4. 防治放疗后遗症

放疗后遗症主要包括局部的放射性口腔干燥症、神经系统的放射性损伤、放射性骨坏死、鼻腔鼻窦的放射损伤及下颌关节的放射性功能障碍等,而以放射性口腔干燥症最为常见。

放射性口腔干燥症一般于放疗中后期开始出现,并呈进行性加重。导致口腔干燥症的原因主要在于患者的 3 对唾液腺（腮腺、颌下腺、舌下腺）均包括在放疗范围内，特别是最大的唾液腺——腮腺几乎全部包括在鼻咽原发灶的放射野内，从而不同程度地受到照射，导致唾液腺萎缩，唾液量减少，出现口腔干燥症。患者自诉有持续性的口干，有时产生烧灼感，味觉减退。唾液不足可使咀嚼和吞咽、说话困难，常合并口腔感染。

中医学认为电离辐射是一种热性杀伤物质，热可化火，火热灼津，极易发生阴亏热结的毒性和不良反应。一旦阴津被劫，必伤正气，进而出现全身虚弱证候。此时应用养阴生津、清热解毒的中药口服，如生地黄、玄参、川石斛、天花粉、石上柏、山豆根、紫草根、黄芩等，可有效地减轻口咽干燥，保证放疗的顺利进行。同时，食物要尽量煮得黏、湿、润、滑，方便患者进食，减少对口腔黏膜的刺激。平时应多饮用柠蜜水、菊花水及甘蔗汁等清凉生津之品。

5. 放疗后的注意事项

放疗后要注意以下几方面：①保护放射野内的皮肤。保持放射区皮肤清洁，避免化学及物理的不良刺激因素；预防感冒，防止发生急性蜂窝织炎；放疗区皮肤破溃应尽早就诊，以便得到及时和正确的治疗，严重的放射性皮肤损伤长期不愈，可能需要外科的帮助。②注意口腔卫生。餐后应及时漱口或刷牙，推荐使用含氟牙膏。③放疗后应尽量避免拔牙。出现牙齿或牙龈疾病时，应积极采取保守治疗，迫不得已才考虑拔牙。在拔牙时一定告知牙科医师既往接受放疗的病史，拔牙前要清洁口腔及牙，拔牙后应使用抗生素治疗，以便减少口腔及颌面间隙感染机会，减少张口困难和发生颌骨放射性骨髓炎或骨坏死的机会。④功能锻炼：主要的功能锻炼是张口锻炼。

6. 坚持随访

鼻咽癌在接受正规系统性治疗后，仍存在复发或转移的可能，故一定要坚持定期随访。一般情况下，治疗结束前 3 年，每

沪上中医名家养生保健指南丛书

3 个月随访 1 次；后 2 年，每 5～6 个月随访 1 次；5 年以后，每年随访 1 次。推荐的随访检查项目有：①实验室检查。②胸部正侧位的 X 线片。③鼻咽部 CT 或 MRI 检查。④颈部、腹部超声检查等。

7. 饮食及忌口

饮食上做到适当忌口，不挑食，营养均衡。放疗期间或以后，由于热毒伤阴，症见口干咽燥，舌苔光剥，脉细数，应多食甘寒养阴生津之品，如茅根汁、荸荠汁、梨汁等，而忌香燥、烩炙、辛辣、烟酒等刺激物。平时常漱口、多喝茶水，以避免口腔异味。饮食结构多样化，应经常食用富含维生素的新鲜蔬菜和水果。

8. 积极锻炼，有益身心

运动可以改善人体的免疫系统功能。实验表明，机体处在运动状态时，每小时分泌的干扰素量较之平时要增加 1 倍以上，而干扰素的抗病毒和抗癌的作用早已被证实。德国的免疫学家发现，人体免疫细胞数量可随运动量的增大而上升，甚至骑自行车、跑步、上下楼梯以及家务劳动均可增加免疫细胞的数量，从而有可能在癌细胞形成之初就将其消灭。鼻咽癌患者坚持参加适度的锻炼，不仅可以提高身体素质，同时也能改善心理状态，防止肿瘤复发，有利于机体康复。

9. 针灸及中药热敷、熏洗

针灸有助于调和阴阳，疏通经络，扶正祛邪。治疗鼻咽癌的主穴取风门、肺俞、心俞、翳风、迎香、耳门、听宫、听会以及背部压痛点，配穴取列缺、内关、合谷、足三里。补泻兼施，每日 1 次，每次留针 30 分钟，适用于鼻咽癌各期。

中药热敷熏洗疗法是利用中药进行热敷、熏蒸或浸浴患处的治疗方法。药物有效成分能直接通过皮肤或黏膜吸收，起到清利头目、清热解毒、疏通经络、活血止痛作用，对减轻鼻咽癌患者鼻塞、头痛、口干咽燥等症状有一定疗效。

外洗方：白芷 15 克，薄荷 6 克，金银花 15 克，土茯苓 10 克，野菊花 15 克,千里光 10 克,紫花地丁 15 克,陈皮 10 克。水煎含漱、热敷、熏鼻、洗头、洗脸、洗澡,隔日 1 帖,每次 30 分钟,水温以偏热为好,尽可能多次熏洗。

第三节 甲状腺癌

➕【疾病概况】

甲状腺癌是指发生在甲状腺的恶性肿瘤。甲状腺癌是头颈部较常见的恶性肿瘤,占全身恶性肿瘤的 1%～2%。甲状腺癌的发病率因国家和地区的不同而有所差别。根据 16 个国家和地区的统计资料,哥伦比亚、夏威夷和冰岛的发病率最高,男性为 3.5/10 万,女性为 2.9/10 万,男女之间比例约为 1∶(2～3)。患病年龄从儿童到老年人都可发生,平均年龄不足 40 岁。

本病的病因目前尚不清楚,一般认为与放射线损伤、缺碘或高碘、内分泌紊乱、遗传等多种综合因素有关。放射线及能促使甲状腺滤泡细胞生长的因素都是甲状腺癌的致病因子,地方性甲状腺肿与甲状腺癌的关系很密切。

甲状腺癌的症状因不同的病理类型和生物学特性而有差异,其局部体征也不尽相同。发病初期多无明显症状,仅在颈前组织内出现一个质地较硬且高低不平的肿块,一般无不适,大如鸡卵,生长缓慢。甲状腺癌初期,可无症状或出现颈部胀满;中晚期可随着肿块的增大,局部压迫,侵犯邻近组织而出现颈部疼痛,声音嘶哑,呼吸困难,咳嗽,吞咽困难。乳头状癌初起肿块生长缓慢,多为单发,少数为多发或双侧,质较硬不规则,边界不清,活动性差。滤泡状癌由于病程长,肿块生长缓慢,直径一般为数厘米,多为单发,少数为多发或双侧,实性硬韧,边界不清。髓样癌发展缓慢,病程较长,肿块多局限于一侧腺叶,偶见多发。甲状腺髓样癌也可合并皮肤苔藓淀粉样病变,多发生于家族性患者，在出现癌以前，于背部发生皮肤苔藓样病变，可作为预示癌发生的标志，可合并嗜铬细胞瘤及多发神经节瘤综合征、库欣综合征。未分化癌发展迅速，肿块可于短期内突然增大，形成双侧弥漫性甲状腺巨大肿块，固定，广泛侵犯邻近组织。依据受压的部位不同而出现各不相同的症状。喉返神经压迫则声音嘶哑；压迫气管见呼吸困难、咳嗽；压迫或侵犯食管可引起吞咽困难。

治疗以手术为主，根据不同的病理类型及其他情况选择相应的手术方式。放射治疗是一种重要的辅助治疗手段，分内放射和外放射两种，应根据病理类型及手术情况进行选择。所有做甲状腺次全和全切除手术的患者，应终身服用甲状腺素以防甲状腺功能下降和抑制促甲状腺释放激素（TSH）。TSH是一种致癌因子，可刺激低分化性甲状腺癌的生长。甲状腺癌不采用化学治疗。

根据古代中医学典籍描述，本病属于中医学"石瘿"的范畴。本病的病机与环境，主要是与水土、饮食因素关系密切，与情志及体质因素也有一定关系。身居高原、丘陵和山区，水土失宜，饮食失调（如海产品摄入不足），水湿内生，聚而生痰，痰气瘀阻，渐成瘿肿。其病位在颈，因情志内伤，气滞血瘀及饮食水土失宜而致脾虚水停痰浊，气血瘀凝滞于颈而发病。本病的基本病理是气、痰、瘀三者蕴结于颈。本病初期以气滞为主，中晚期以痰凝血瘀为主。与肝脾心肾关系密切。

甲状腺癌一般多属实证邪毒为主，治宜重在祛邪解毒，结合病机当疏肝理气，化痰软坚散结，活血化瘀消瘿。临床上甲状腺癌最常见的中医证型有4种，一为肝郁痰结型，以颈前瘿瘤隆起，质硬或坚，渐渐增大，有胀痛或压痛，可随吞咽上下移动，或固定不移，伴有胸闷气憋吞咽梗痛，头晕目眩，舌质淡，苔薄白或腻，脉弦滑为主要表现。治疗多以疏肝解郁，化痰散结入手。二为气滞血瘀型，以颈前肿物坚硬如石，迅速增大，固定不移，形如覆杯，胸闷气憋吞咽困难，颈部刺痛，或颈部两侧瘰疬丛生，舌质紫暗或有瘀斑、瘀点,舌苔腻,脉弦或涩为主要表现。治疗多以理气活血,化痰消瘿为主。三为痰毒热结型,以颈部肿块凹凸不平,迅速增大,灼热疼痛,连及头项,声音嘶哑,吞咽不适,呼吸困难,咳吐黄痰,大便干结,小便短赤,舌质绛,苔黄燥,脉弦数为主要表现。治疗多以清热泻火,解毒消瘿为主。四为气血两虚型,以颈部肿块,局部疼痛,心悸气短,全身乏力,自汗盗汗,精神萎靡,口干舌燥,五心烦热,头晕目眩,进食困难,形体消瘦,舌质红,苔少,脉细数为主要表现。本证型多属于手术后患者,治疗多以益气养血,清热消瘿为主。

本病的预后与其病理类型、临床分期、性别、年龄、根治程度等因素有关。一般而言乳头状癌和滤泡癌属低度恶性,预后较好;未分化癌则属恶性程度较高,预后多差;髓样癌介于两者之间。一旦原发灶向外浸润(T3 期),预后不佳。随着年龄的增加,其生存率逐渐下降。

✚【养生指导】

一、发病前预防

1. 避免放射线的照射

值得高度重视的是,受辐射危害可以来自环境污染,也可以来自医源性。比如多次反复接受 X 线照射检查或放射性核素检查,可使受检人群患肿瘤概率增加。若用放射疗法治疗某些疾病,也可诱发某些肿瘤。X 线是导致患甲状腺癌的重要因素,在日常生活中要注意避免照射,特别是儿童,要尽量避免头颈部 X 线照射。尤其是 10 岁以下的儿童,细胞增殖旺盛,头颈部受到放射线的刺激,就容易形成肿瘤。儿童应尽量避免放射线辐射,包括家庭装修也应尽量少使用大理石等带有放射性的材料。

2. 保持良好心态

精神因素即祖国医学所概括的喜、怒、忧、思、悲、恐、惊等情

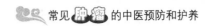

志活动,这对于患者赖以抵抗癌症侵袭的免疫力是有重要影响的。许多临床研究资料表明,情绪的好坏与癌症的发生有重要关系。癌症患者精神上多有重大创伤,或有较长时间精神的压抑、郁闷等,性格开朗的人很少患癌症。预防甲状腺癌最主要的就是有良好的心态应对压力,劳逸结合,不要过度疲劳,因为压力是重要的癌症诱因。内分泌失调,体内代谢紊乱,导致体内酸性物质的沉积,也是甲状腺癌等肿瘤发生的因素。

3. 尽量避免使用雌激素

内分泌紊乱可导致某些肿瘤的发生和发展。临床观察资料表明,有些长期服用乙烯雌激素治疗,可减轻症状。现已发现,内分泌紊乱与甲状腺癌、乳腺癌、宫颈癌、卵巢癌等发生有关。特别是女性朋友,要注意避免应用雌激素,因它对甲状腺癌的发生起着促进的作用,需要警惕。

4. 经常锻炼身体,主动提高抵抗力

积极参加体育锻炼,如跑步、游泳、跳舞、打羽毛球等,还能显著改善情绪。经常运动的人很少会有抑郁、消极的坏心情,不仅能增加体力,而且免疫力比较强。我们都知道人体免疫系统是机体的护卫军,当其功能正常时,能有效地抵抗、消灭外侵的细菌、病毒等,并能清除外来的有毒物质及机体内的代谢产物。机体的免疫功能在肿瘤的发生、发展中占有重要地位。临床研究资料证明,有不少患者可以长期带瘤生存而不恶化,说明机体免疫力对肿瘤有一定的抵抗力。正如《黄帝内经》所说,"正气存内,邪不可干"。当机体的免疫功能受到抑制或损伤时,肿瘤的发生率高,生长亦快,并容易转移。

5. 注意饮食结构的合理

甲状腺癌患者应吃富有营养的食物及新鲜蔬菜,避免吃肥腻、香燥、辛辣之品;不要食用被污染的食物,如被污染的水、农作物、家禽鱼蛋、发霉的食品等;要多吃一些绿色有机食品。针对水土因素,注意饮食调摄,经常食用海带、海蛤、紫菜及采用碘

化食盐。但过多地摄入碘也是有害的,因为现在食用盐里面已经加碘了,不要刻意去补碘。实际上它也可能是某些类型甲状腺癌的另一种诱发因素。

6. 养成良好的生活习惯,戒烟限酒

不良生活习惯包括偏食、吸烟、嗜酒、不科学烹调等行为。现代医学研究证实,不良的生活习惯是导致癌症发生的最大危害。美国癌症权威研究机构的报道指出:不良生活习惯占致癌因素 35%,吸烟占 30%,两者加起来就占 65%。有鉴于此,重视以上环节的防范,就能让绝大多数人远离癌症。每个人都从自己做起,是非常重要的。同时不要酗酒,因为烟和酒是酸性物质,长期吸烟喝酒的人,极易导致酸性体质。生活习惯不规律的人,如彻夜唱卡拉 OK、打麻将、夜不归宿等生活无规律,都会加重体质酸化,容易患癌症。应当养成良好的生活习惯,从而保持弱碱性体质,使各种癌症远离自己。

7. 重视甲状腺疾病

日常还要注意对甲状腺增生性疾病及良性肿瘤的观察,并去医院进行相应治疗,以防并发其他甲状腺疾病和甲状腺癌。

二、发病后养护

1. 术后恢复

1) 患者清醒后即取半卧位,以利呼吸和引流。

2) 颈部放置冰块,预防切口出血。

3) 保持呼吸道通畅　行气管切开或气管插管者,应及时吸出气道痰液和血液,并严防管腔深部被痰或血块堵塞;妥善固定插管,防止脱出;发现皮下气肿,及时报告医师;加强肺部理疗。

4) 甲状腺癌根治术后,应注意保持引流通畅,防止皮瓣坏死;定时观察并记录引流液性状和量,如发现引流液呈乳白色,提示可能有乳糜漏,应及时通知医师处理。

5) 与患者亲切交谈,使患者放心,以消除患者的不满和烦躁,提供安静舒适的环境,避免各种不良刺激,帮助患者树立战胜疾病的信心。

6) 密切观察体温、脉搏、血压的变化,保持环境温度稳定。如有体温升高的迹象,应迅速进行物理降温,吸氧并报告医师,给予药物、碘剂,以免甲状腺功能亢进危象的发生。

2. 了解疾病知识,配合治疗

所有甲状腺癌患者术后都要终身服用甲状腺素,以防止甲状腺功能减退和抑制 TSH 的分泌。有时为了清除残余的甲状腺,在术后还会使用^{131}I 的治疗。服用甲状腺素可反馈抑制垂体释放 TSH,长期维持服用,防止癌症复发、延缓肿瘤生长,并对术后甲状腺功能低下者有治疗作用。

手术只能切除可见的癌瘤,但并不能消除癌瘤对人体所造成的损害。中医学强调整体观念,根据患者的整体表现辨证用药。临床上中医重在整体调整,通过调整人体阴阳气血,改变和消除机体生长癌细胞的环境和条件。

中医对甲状腺癌手术后的康复具有提高免疫功能,改善术后并发症的优势。现代药理学研究证实,扶正之品可增加骨髓造血功能,提高细胞免疫和体液免疫能力,调节内分泌功能,促进核酸和蛋白质合成代谢过程,增强机体抗应激能力,增强单核-巨噬细胞对肿瘤细胞的杀伤力,减轻甲状腺素片的不良反应。临床上,甲状腺素片的用量不易把握。用量过大易导致毒性反应,如心悸、多汗、激动、震颤、消瘦、体温升高、中枢兴奋失眠,重者可引起呕吐、腹泻、发热、心动过速且不规则、心绞痛、肌肉震动甚至痉挛、心力衰竭等,严重影响患者的生命健康和生活质量;用量过小则难以防止甲减的形成;且糖尿病、冠心病患者忌用。因此在服用甲状腺素片的同时服用中药,可减轻过量、长期服用甲状腺素带来的毒性和不良反应,并能在甲状腺素片的逐步减量的过程中保证疗效的稳定,不易复发。

沪上中医名家养生保健指南丛书

术后服用中药以调节脏腑、气血、阴阳平衡,不仅可以抑制甲状腺球蛋白的升高,还可以有效防止或延缓甲状腺癌的复发和转移。常用北柴胡、瓜蒌皮、夏枯草、茯苓、蒲公英、浙贝母、赤芍药、郁金、白花蛇舌草、蚤休、天葵子、蛇六谷、天龙、山慈姑等。由于瘿病病位居上,且术后气血亏虚,周流不畅,普通药物难达病所,宜加用虫类药物,如蜣螂虫、全蝎、蜈蚣等,一可入络引经,二可活血消肿,大大增加疗效。临床上观察到,在益气健脾、化痰活血药中加入全蝎、留行子、山慈姑等,有明显抑制三酰甘油(TG)产生的作用。同时,根据患者的临床表现随症加减,阴虚者可加鳖甲、龟板等滋阴;气滞重者可加青皮、陈皮、制香附等疏肝理气。

3. 饮食及忌口

甲状腺癌患者食谱切不可简单和单一,应该是品种多、花样新、结构合理。在制作食谱时,要尽可能做到:清淡和高营养优质量相结合,质软易消化和富含维生素相结合,新鲜和食物寒热温平味相结合,供应总量和患者脏腑寒热虚实证相结合。最好在医师指导下进行。

是否忌口,民间说法颇多。有的主张忌口,有的认为不要忌口,什么都可以吃。有的认为不能吃螃蟹、牛肉、鸡肉、鲤鱼等。究竟要不要忌口,中医主张适当忌口,而西医一般不提倡忌口。西医重视饮食与疾病的关系,也不是一概反对忌口,例如被黄曲霉素污染的食物,则不能吃;烧焦食品易使蛋白质变性,热解和热聚易产生多环芳烃类化合物,对人体有害而不主张吃;熏鱼、熏肉也不主张多吃;酒能减低人体解毒功能和生物转化功能,使免疫力下降,酒在机体内增加致癌物活性,并且具有细胞毒性,故不应饮酒。中医也不是盲目的不加区分地忌口,而是辩证地适当地忌口。一般认为,癌症的早中期,病伤津劫阴,多属阴虚内热,故在饮食调理上,应忌辛温燥热属性的食品,滞腻食品也主张少吃;在癌症的中晚期多为虚证、寒证,饮食上主张温补脾胃、益气生血等食品类,而性属寒凉的食品,则应少吃或不吃。

4. 坚持随访,定期复查

目前在一些医师和患者家属中,针对甲状腺癌普遍存在一种思想,认为在医院接受有效的治疗后,病情得到控制,基本无甚大碍,生活可以一如既往,甚至不吃药,也不定期复查。但事实并非人所想象,那些惨痛的教训,时时在告诫我们癌症是一种特殊的疾病。即使临床痊愈康复出院,但仍存在复发或转移的可能。故一定要坚持定期随访,不仅能及时发现肿瘤的复发或转移,给予治疗和控制;还能及时疏导患者不良情绪,使癌症治疗的"后遗症"减少至最小。

一般情况下,治疗结束前 2 年,每 3 个月随访 1 次;后 3 年,每 6 个月随访 1 次;5 年以后,每年随访 1 次。推荐的随访检查项目如下。①颈部甲状腺 B 超:3～6 个月,了解甲状腺的具体情况。②血液检查:包括三碘甲状腺原氨酸(T_3)、甲状腺素(T_4)、游离三碘甲状腺原氨酸(FT_3)、游离甲状腺素(FT_4)、TSH 等,便于调整甲状腺素片。具体可咨询医师。

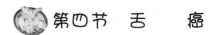

第四节 舌 癌

【疾病概况】

舌癌是发生于舌体部位的恶性肿瘤,为口腔、颌面部最常见的恶性肿瘤。其发病率约为 0.6/10 万,占全身恶性肿瘤的 0.8%～1.5%,占头颈部肿瘤的 5%～7.8%,占口腔癌的 32.3%～50.6%。本病发生年龄以 40～60 岁居多,男性发病率稍高于女性,约为 1.35：1。近年来其发病率呈上升趋势,且 40 岁以下舌癌患者发病比例明显上升,女性患者也有增多趋势。舌癌发病原因可能有多种因素,吸烟和饮酒被认为是最重要的发病因素,其次是口腔卫生不良,另外口腔疾病及烂牙、尖牙、假牙、牙托等引起舌的机械损伤也是舌癌发病的一个重要因素。

舌癌最好发部位为舌侧缘，相当于磨牙部位，其次为舌腹、舌根、舌尖及舌背等。明确诊断主要依靠组织病理学检查。手术切除和放射治疗是目前舌癌治疗的有效方法，化疗、免疫治疗、生物基因治疗等目前仍是本病综合治疗中的辅助治疗部分。预后与原发病灶的大小、肿瘤生长方式、发病部位、病理分级、淋巴结是否转移密切相关。

舌癌属中医学"舌疳"、"舌菌"、"舌岩"的范畴。中医学认为本病与外感六淫、内伤七情、吸烟火毒熏烤有关。外感风寒或外感热邪，入里化火，均使火毒内生，瘀结于舌，久而发为舌癌。舌为心之苗，心开窍于舌，舌本属心，心脉系于舌根，舌边属脾，脾脉终于舌旁。若因心绪不宁烦扰或思虑伤脾气郁，心脾火毒内生上炎而成舌癌。肝为心母，心为肝子。若情志不遂恼怒伤肝，肝气不舒，郁而化火，累及其子，则心肝火旺，循经上扰，发为舌癌。此外，经久未愈的牙疾、长期烟酒嗜好或营养失调也可促发舌癌。反复发作的口腔白斑、糜烂，亦有癌变的可能。本病病位在舌，与心、脾、肝有关。

✚【养生指导】

舌癌的养生指导原则：针对与舌癌发病相关的因素，如吸烟、饮酒、不良卫生习惯等采取相关预防措施。学习自我体检、定期筛查，做到早发现、早诊断、早治疗。发病后注意心情调畅，配合治疗，积极锻炼，合理饮食，坚持随访。

一、发病前预防

1. 养成良好的饮食习惯，远离烟酒

长期进食过热、过烫、过于刺激的食物，对舌黏膜造成严重伤害，或者长期进食一些熏制腌制烧烤的食物，含有大量亚硝酸胺的食物是舌癌发病的重要的因素。因此，预防舌癌，首先要养

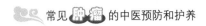

成良好的饮食习惯,不食用过热、过烫的食物,减少腌制、油炸、烧烤食品的摄入。

吸烟和饮酒也是舌癌发病的重要因素,烟酒不仅直接刺激舌黏膜造成损伤,也可导致免疫功能下降间接导致舌癌的发生,因此戒除吸烟、嗜酒等不良习惯,改善营养,多吃富含维生素和有防癌、抗癌作用的新鲜水果,对预防舌癌的发生具有重要作用。

2. 保持口腔卫生

舌癌患者多数口腔卫生差,常患有牙周炎等疾病。不良的口腔卫生习惯使口腔黏膜长期处于病菌侵袭之中,使舌根部边缘的慢性损伤不断受到感染,糜烂创面长期不愈,也是促使舌癌发生的重要因素。因此,注意口腔卫生,做到每日早、晚刷牙,饭后漱口,养成良好的口腔卫生习惯对于预防舌癌具有重要的作用。

3. 避免舌部机械损伤

舌部长期的机械损伤也是舌癌发生的主要因素。舌体边缘区的烂牙齿(残冠、残根)、老年性牙磨耗造成锐利的非功能牙尖或咬合面边缘嵴可对舌黏膜造成长期机械刺激和慢性损伤,从而导致舌癌的发生。因此,建议每年口腔检查1~2次,发现牙体、牙周病要及时治疗,如有病灶更应及早去除;如有龋洞应早期填补;能修补利用的残冠、残根要及时处理,早些恢复牙齿的正常解剖形态;难以治愈和利用的残冠、残根,虽无发炎、疼痛等症状,也要及时拔除,并按时镶牙;锐利的非功能牙尖和边缘嵴要进行磨改,使牙冠咬合面的牙尖和边缘嵴变成圆钝形,以防止损伤舌侧边缘组织。

4. 定期检查,防患未然

舌癌早期症状常不显著,且多不为人所注意,但发展较快,病程较短。舌癌早期多表现为舌部生一硬结,继而在中心区出现边缘隆起的小溃疡,有轻微触痛或自发痛。如果出现舌缘、舌尖、舌背或舌腹等处长时间不愈溃疡,或舌部出现生长迅速、疼痛、质硬、边界不清的白斑或溃疡,或舌运动受限,进食及吞咽困难,要及早去医院检查。发现良性病灶或癌前病变,应及时切除活检,积极治疗,定期观察。

5. 加强高危人群的筛查

嗜好烟酒者、喜食过烫食品者、龋齿患者、牙周炎患者、牙齿损伤患者均是舌癌高危人群。另外,虽然目前尚无证据证明舌癌与遗传有关,但亲属中有较多舌癌或其他肿瘤的患者人群,属于癌症易感人群,同样患舌癌的概率也大于普通人群。对于高危人群,要做到定期筛查,及时祛除致病因素,早发现、早治疗。

发病后养护

1. 调整心态

舌癌患者因为患病部位特殊,患病后多引起语言功能障碍或丧失,影响患者心情,因此,舌癌术后要尽量调整心态,生活要安排得丰富多彩,积极参加术后功能锻炼,加强语言功能恢复的信心。

2. 语言功能恢复锻炼

术后语言功能多受影响,这种功能损伤通过锻炼,可以部分恢复,从而与人正常交流。这种锻炼必须坚持,千万不能因为短时间没有达到预期效果就放弃。

患者可自备录音机,对自己语言进行录音,对言语不清楚的地方进行反复锻炼,每隔一段时间进行比较分析总结,可以达到事倍功半的效果。平时随时随地可进行基本功能恢复性锻炼,基本锻炼如下。

1) 灵活性锻炼 可采取伸舌-缩舌练习,由快到慢,反复进行。

2) 感觉增强锻炼 可舌尖交替顶上下前牙内侧,增加舌尖的感觉。

3) 力度锻炼 用舌尖顶弹硬腭前部,发出"的的"声音,反复进行,增加舌尖肌肉强度。

4) 灵活性锻炼　舌体在口腔内上下左右运动旋转,以增加舌体的灵活性。

3. 坚持随访,定期复查

与所有恶性肿瘤一样,舌癌经积极治疗后仍有可能复发转移,坚持定期随访,可以及时发现肿瘤的复发或转移,给予治疗和控制。一般情况下,治疗结束前2年,每3个月随访1次;后3年,每6个月随访1次;5年以后,每年随访1次。常规体检项目有口腔检查除外复发,X线胸片或胸部CT检查除外肺转移,浅表淋巴结B超除外淋巴结转移,腹部B超除外肝转移,肿瘤标志筛查肿瘤发展情况,其他骨扫描、脑磁共振等检查根据临床需要由临床医师决定。

4. 饮食调理

舌癌患者饮食调理首先要减少过热、过烫及过于辛辣刺激食品摄入,尤其是酒要尽量避免饮用。手术后宜加强营养,促进术后恢复,可增加蛋、奶、鱼、瘦肉等高蛋白食品摄入,另外需增加新鲜水果、蔬菜的摄入。放疗时可食用甘蔗、梨、百合、马蹄、山楂、苹果等滋阴清热食品。化疗时可常食用扁豆、莲子、山药、薏米等健脾和胃的食品,另外可适当加用山楂、神曲、谷麦芽等有助消化的中药。

5. 中药及针灸治疗

舌癌早期和中期手术及放疗为主,易伤耗津液,余毒未清,应以养阴生津、清热解毒为主。以补血益气、泻火解毒、散结止痛为主,外用可采用针灸疗法、穴位激光治疗等。

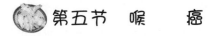

第五节　喉　　癌

✚【疾病概况】

喉癌是发生于喉腔黏膜的恶性肿瘤,占全身恶性肿瘤的

1%～5%,占呼吸道恶性肿瘤的65%～70%。喉癌的发病率在不同地区有较大差异,世界三大高发区是意大利的瓦雷泽、巴西的圣保罗和印度的孟买;在我国喉癌发病率虽然较低,但有明显增长趋势,其中东北地区喉癌发病率近些年逐年增加。从性别及好发年龄来讲,男性喉癌发病率显著高于女性,发病多在40岁以上,以60～70岁发病率最高,儿童及青少年罕见。

喉癌给患者造成了极大的痛苦,如果不能早期诊断或者治疗方法选择的不适当,就会危害患者的生命或者严重损害喉的功能。因此寻找诱发喉癌的致病因素显得极为重要。目前多数学者认为喉癌的发生与吸烟、饮酒、职业因素等有很大关系。

(1) 吸烟与饮酒

绝大多数喉癌患者都有长期大量吸烟史,烟草一直被认为是喉癌发生的最危险因素。如青岛市1978～1991年的喉癌患者中吸烟者占73%,吸烟时间最短10年、最长达60年。在美国,80%的喉癌患者可归因于吸烟。饮酒方面,经控制年龄、种族、吸烟等混杂因素后研究发现,乙醇(酒精)的过度摄入会增加喉癌的危险,而在各类酒中,威士忌被认为是头颈部肿瘤最重要的相关危险因素。

(2) 职业因素

喉癌的发病与一些特殊物质接触有关。有报道显示,喉癌与接触石棉、芥子气、镍、木尘、黏结剂粉尘以及焦油产品有关。如在西班牙,林业工人发生喉癌的危险度比正常人高5.6倍。此外,从事室外工作及接触与喉癌相关因素的机会相对较多者,患喉癌的概率增加。

(3) 空气污染

喉癌在城市的发病率要高于农村。根据喉癌流行病学调查资料表明,重工业城市的发病率高于轻工业城市、城市居民高于乡村居民,差别相当显著。调查结果还显示,喉癌发病率与大气污染指标的相关性主要表现在冬季,在空间上则表现在工业区。

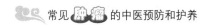

如我国北方地区冬季取暖燃煤量增加,空气中的飘尘浓度大,可能是东北地区喉癌发病率近年来增加的一个重要因素。

(4) 其他因素

喉癌的发病还可能与体内某些雄激素水平及其受体相关;另外,喉癌与人乳头瘤病毒、遗传、体内微量元素、精神因素及射线照射等有关;可能的因素还包括文化程度、经济因素、有害化学物质刺激、饮食种类、喉部慢性炎症、更年期、过敏以及肿瘤病史等。

喉癌相当于中医学"喉菌"、"喉百叶"、"喉疳"等范畴,发病机制主要是肺胃积热,肝郁气滞,肝肾不足,阴虚阳亢,外受风热邪毒,在机体免疫功能低下时,则气、血、瘀、毒互结喉部所致。

喉癌早期主要症状多表现为不明原因的声音嘶哑,咽喉部有异物感,喉痛,呼吸或吞咽困难。晚期可以出现在癌破溃后咽喉部疼痛,有时放射到同侧耳内,以及咳嗽、咯血、肺部感染、呼吸困难、颈部肿块、颈淋巴结转移等症状。

中医学对于喉癌的辨证治疗,以扶正祛邪为总的治疗原则。常见的中医分型有肺胃积热型、肝气郁结型、肾虚内热型等。肺胃积热型多因嗜食辛辣、烟酒刺激,引起肺胃积热,化火灼津成痰,痰结于喉所致,治宜清热降火、散结利咽。肝气郁结型系七情所伤,郁怒伤肝,肝气郁结,气滞痰凝瘀壅,治宜疏肝解郁、清泻肝火。肾虚内热型多因脾肾亏虚,元气不足,加上七情郁结,气血凝滞,结成硬块,热毒上攻咽喉而成,治宜滋肾培元、解郁清热。此外,对放疗后的喉癌患者,中医治以健脾理气、养阴生津、滋补肝肾、活血化瘀、清热解毒;对化疗后的喉癌患者治以健脾理气、滋补肝肾、滋补气血、解毒抗癌为主。

✚【养生指导】

《黄帝内经》曰:"是故圣人不治已病治未病,不治已乱治未乱,此之谓也。"由此可见,对于喉癌养生防治的关键是针对诱发喉癌的致病因素进行积极预防,养成良好的生活习惯。做到远离烟酒,避免接触致癌化学物质,同时有针对性地调整饮食结构,杜绝不良饮食习惯,并且坚持定期体格检查,防患于未然。此外,诊断出喉癌后,则应保持乐观心态,积极配合治疗,努力进行康复锻炼,提高生活质量。

一、发病前预防

1. 远离诱发喉癌的致病因素

病因学调查已经证实,烟草、乙醇(酒精)以及相关的致癌化学物质是诱发喉癌发生的主要致病因素。烟草中的尼古丁、煤焦油及其产生的苯并芘均为致癌物质;而长期大量饮酒使喉部充血水肿并且导致营养不良,免疫功能低下,为癌症形成奠定了基础。此外,当生活和生产环境的空气被污染,吸入二氧化硫、铬、砷等有毒气体和粉尘的时候,喉癌的发病率会大大增加。

因此,预防喉癌,在生活和工作中首先要做到放弃吸烟与酗酒,对于烟龄较长或是有酗酒习惯的人群,应当向医师寻求帮助,制订一份完整的戒烟戒酒计划。再者,避免与化学致癌物接触亦十分重要。长期从事与致癌物接触的特殊职业的工人应当严格遵守操作规章制度,空气污染严重地区的居民在室外应当佩戴口罩,并积极建议相关部门进行空气污染治理。

2. 调整饮食结构,防范不良饮食习惯的危害

随着生活水平的改善,人们的饮食结构发生了很大的改变,但是伴随而来的不仅仅是珍馐美味,同时形成了很多不良的饮食习惯导致喉癌的发生。朱祥成《医学文选》云:"如爆煎炒、辛辣膏粱厚味,均能生痰助火,引起局部的咽喉病变,辛热之物能引起鼻部干燥出血,鱼腥之物易使耳脓增多等,同时又可直接刺激咽喉局部而发病,特别是咽喉部。"故对咽喉病症来说,蒜葱、胡椒、辣椒、油炸、炙烤、味厚腻滞之品均应当忌之列。

研究资料表明,植物类食物如蔬菜、水果、全麦谷类以及豆

沪上中医名家养生保健指南丛书

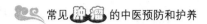

类可以帮助我们降低癌症的危害。它们除了含有可以使我们身体保持健康和强壮免疫系统的维生素和矿物质以外,还是天然植化物等物质的来源。这些具有生物活性的复合物可以帮助保护身体细胞,以免细胞受到伤害导致癌症的发生。因此在生活中,我们应当提倡均衡的饮食结构,增加蔬菜、水果、全麦谷类及豆类的摄入,进而达到通过控制饮食来预防喉癌的发生。

3. 定期体格检查,重视喉癌前病变

对于从事接触致癌化学物质或长期生活在空气污染环境的喉癌高发群体来说,定期体格检查,尽早发现喉癌前病变并对其加以控制显得尤为重要。喉癌前病变是喉黏膜上皮生长异常,或成熟异常及过分角化,属于良性病变,但比正常组织更具恶变倾向。

目前对于喉癌前病变的诊断主要有自身荧光内镜图像技术、接触性内镜检查、间接荧光喉镜检查等方法。随着分子诊断方法的不断完善,现在能够对癌前病变的发展进行分子以及细胞水平的分析。研究结果表明,脱氧核糖核酸(DNA)含量异常,出现异倍体细胞,可作为判断早期癌变的指标之一,辅助喉癌的早期诊断;乳头状瘤是喉部最常见的肿瘤,若出现异倍体细胞,则提示有恶变的可能;P53 蛋白过度表达可作为诊断喉癌早期癌变的又一个生物标志。对于喉癌前病变的治疗,主张早期积极干预治疗,其中以支撑喉镜下喉显微器械治疗和激光治疗为病变的主要处理方式。此外,还有利用棕榈酸视黄醛等化学药物的化学预防方法以及光动力学疗法来治疗喉癌前病变。

4. 保持心情舒畅,防止情志致病

大量研究证明,癌症的发生与社会心理因素有关,任何社会心理因素不良刺激引起的恶劣情绪,都可作为一种输入信息被人感知,产生一定的心理(情绪)和生理(躯体)变化。这两种变化又可作为枢纽,使中枢神经系统和内分泌代谢功能紊乱,降低和抑制机体的免疫能力,削弱免疫系统识别和消灭异常细胞的

监视作用,从而不能消除突变(癌变)细胞,遂可发展成癌症;或使致癌因素对具有特种遗传素质的人产生作用。因此,有人认为不良情绪可能是癌细胞的活化剂。

中医学将人的情志概括为七情,即喜、怒、忧、思、悲、恐、惊,这是人体对外界环境的一种生理反应。七情太过(兴奋)或不及(抑制),可能引起体内气血运行失常及脏腑功能失调,导致疾病。自古至今,众多医学家均认为肿瘤的发生、发展与精神因素情志不遂有关,即七情所伤引起人体气滞血瘀、痰凝毒结,形成癌瘤。因此,在日常生活中保持心情舒畅,防止情志致病显得尤为重要。

二、发病后养护

1. 调整心态,保持积极向上的态度

大多数癌症患者从被确诊到整个治疗过程中,常常出现恐惧、焦虑、愤怒、悲伤、抑郁等心理反应,给治疗带来极为不利的影响。而良好的精神情绪则可以起到调整功能平衡,增强免疫功能,有利于癌症向好的方向转变。有时可使恶性肿瘤处于"自限状态",甚至自然消退。

中医历来强调"形神合一"、"形神互动"的整体观,历代名家也一再提倡:"善医者,必先医其心,而后医其身。"由此可见,喉癌并不可怕。若能调整好心态,在治疗的过程中给自己积极的心理暗示,对于提高喉癌的临床治疗效果有着十分重要的意义。

2. 制订出合适的治疗方案

在医学科学日益发展的今天,对于癌症的认识已经有了很大的跨越,不同的医师会根据患者情况制订出不同的治疗方案。喉癌的治疗,分为手术治疗、放射治疗、化学治疗。

外科手术是喉癌常用和有效的治疗方法,在彻底切除肿瘤的前提下设法恢复喉功能,既达到根治肿瘤,又能提高患者的生存质量。包括喉部分切除术、喉全切除术、颈淋巴结清扫术。喉

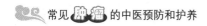

部分切除术后 5 年生存率不逊于喉全切除术,而且保存喉功能的效果远远超过任何喉全切除术后发音重建。只要诊断正确,喉部分切除术可以达到肿瘤根治目的。喉全切除术喉癌瘤体大、范围广,累及整个喉体,无法做喉部分切除术,或已做喉部分切除术术后复发者,即应做喉全切除术。颈淋巴结清扫术在喉癌治疗中,原发癌与继发癌的处理同等重要,正确处理颈淋巴结转移癌,能够提高喉癌患者术后生存率,是喉癌治疗的重要部分。

放射治疗是利用电离辐射对肿瘤细胞的杀伤达到治疗目的。放疗的适应证:原位癌或声带癌下病变,声带运动正常,治愈后保持良好的发音功能;拒绝手术的患者;全身情况差,不适合手术;喉癌手术后加做放疗。目前对喉癌(特别是晚期)多采用手术加放疗的综合方案,其指征是:无论是手术或放疗均难以单独治愈的肿瘤;侵犯范围较广的未分化癌;非常有可能区域或局部复发的肿瘤;手术可能切不净的肿瘤;需要保存功能,不得已而缩小手术范围的患者。

单一化学药物治疗就目前药物种类及用法,对鳞癌尚无可供临床应用的根治疗效。值得注意的是,化疗试验报告内,大多有药物致死病例。所以应当权衡利弊,选择合适的治疗方案。

3. 定期复查,积极进行康复治疗

很多癌症患者在出院之后仍有后顾之忧,担心癌症复发或者转移,因此喉癌患者在医院进行治疗病情得到控制之后,仍要坚持随访,定期复查,防止癌症的复发或者扩散。同时,在出院之后要积极进行康复治疗,努力恢复语言功能和吞咽功能,对于喉全切除术后丧失语言功能的患者,可训练食管发音,这样不仅可以提高患者的生活质量,同时对于提高患者战胜疾病的信心也有很大的帮助。

4. 中医药治疗

中药和免疫治疗药物不仅能抑制 DNA 合成,抑制癌细胞的增殖,而且还能提高机体免疫功能,间接抑制肿瘤生成,促进正常细胞生长,减慢肿瘤生长速度,改善症状,提高患者生存质量,延长生存期,因此中医中药和免疫治疗是治疗喉癌必不可少的一项重要手段。

推荐几个常用方剂:①症见声音嘶哑,咽喉肿痛,喉部异物感,吞咽不利,咳嗽,咳痰,痰中带血,恶心厌食,小便黄赤,大便坚涩,舌绛苔黄,脉洪数,属肺胃积热型,常用清咽利膈散为主方加减,常用药为金银花、连翘、栀子、黄芩、黄连、元参、生大黄、山豆根、锦灯笼、半枝莲、白花蛇舌草、猫人参、蒲公英、冬凌草、生甘草等。②症见喉部不适,有异物感,声音嘶哑,口苦咽干,吞咽不利,头晕目眩,胸胁胀痛,舌燥,苔薄黄,脉弦,属肝气郁结,气郁化火,拟丹栀逍遥散加减,药用牡丹皮、栀子、当归、赤芍、白芍、柴胡、茯苓、半枝莲、白花蛇舌草、生甘草、山豆根、蒲公英、开金锁、冬凌草、生黄芪、女贞子、薏苡仁等。③症见声哑失音,喉部溃烂作痛,纳减,痛连耳窍,痰涎壅盛,五心烦热,苔厚腻,脉沉数,属脾肾亏虚型,治宜金匮肾气丸和柴胡清肝饮加减,药用知母、黄柏、生地黄、熟地黄、牡丹皮、山茱萸、柴胡、蒲公英、冬凌草、赤芍、白芍、青皮、陈皮、炙甘草、山豆根、半枝莲、藏青果、开金锁、猫人参、猫爪草、浙贝母、蒲公英、女贞子、生薏苡仁等。

沪上中医名家养生保健指南丛书

第二章
胸部恶性肿瘤

 第一节　肺　　癌

【疾病概况】

　　肺癌是最常见的恶性肿瘤之一,其发病率、死亡率居于恶性肿瘤首位。半个世纪以来,肺癌的发病率仍在不断增高,在发达国家不论男女已占常见恶性肿瘤的首位。我国肺癌发病率和死亡率一直呈上升趋势,死亡率由 20 世纪 70 年代位居癌症死因第 4 位,至今已跃居第 1 位。此外,肺癌的发病率随年龄增长而上升,其发病和死亡年龄自 40 岁以后发病逐渐增多,中老年为肺癌的高发年龄,45～65 岁年龄段占患者总数的 75%,一般在65 岁或 70 岁死亡率达到高峰,每 5 年平均肺癌发病年龄降低1 岁。

　　肺癌的病因至今尚不完全明确,经过多年的大量调查研究,目前公认下列因素与肺癌的病因有密切关系。

　　(1) 吸烟

　　长期吸烟可引致支气管黏膜上皮细胞增生,鳞状上皮增生,诱发鳞状上皮癌或未分化小细胞癌。无吸烟嗜好者,虽然也可患肺癌,但腺癌较为常见。实验动物吸入纸烟烟雾或涂抹焦油可诱发呼吸道和皮肤癌。有吸烟习惯者肺癌发病率比不吸烟者高 10 倍,吸烟量大者发病率更高,比不吸烟者高 20 倍。

(2) 大气污染

工业发达国家肺癌的发病率高,城市比农村高,厂矿区比居住区高。主要原因是由于工业和交通发达地区,石油、煤和内燃机等燃烧后与沥青公路尘埃产生的含有苯并芘致癌烃等有害物质污染大气有关。调查材料说明大气中苯并芘浓度高的地区,肺癌的发病率也增高。大气污染与吸烟对肺癌的发病率可能互相促进,起协同作用。值得注意的是 20 世纪 90 年代前肺鳞癌发生率比肺腺癌高。此后,特别是近 10 年来肺腺癌发病率明显高于肺鳞癌。其病因还在研究,可能与大气污染、室内装潢等因素有关。

(3) 职业因素

经过多年的调查研究,目前已公认长期接触铀、镭等放射性物质及其衍化物、致癌性碳氢化合物、砷、铬、镍、铜、锡、铁、煤焦油、沥青、石油、石棉、芥子气等物质,均可诱发肺癌,主要是鳞癌和未分化小细胞癌。

(4) 肺部慢性疾病

专家研究发现,有肺部慢性疾病的人患肺癌的概率要比正常人高很多,如肺结核、硅沉着病(矽肺)、肺尘埃沉着病(尘肺)等可与肺癌并存这些病例肿瘤的发病率高于正常人。

(5) 人体内在因素

如家族遗传以及免疫功能降低,代谢活动、内分泌功能失调等也可能对肺癌的发病起一定的促进作用。

(6) 其他

心理因素也是常见的引起肺癌的危险因素之一。如果精神长期压抑、性急、心理适应能力差等往往会提高肺癌的发病危险。研究发现,缺乏维生素 A 会导致呼吸道上皮发生鳞状化,使细胞的形态变得异常,这往往是肺癌前期的主要表现。所以患者在日常的生活中要注意维生素 A 的摄入量。

肺癌属中医学"息贲"、"肺积"的范畴。对肺癌的发病主要认为是由于正气虚损,阴阳失调,使脏腑功能发生障碍,降低了机体抵抗能力,六淫之邪乘虚而入,一旦浸淫于肺,邪滞胸中,肺气抑郁,宣降失司,气滞血瘀,津液不布,聚而成痰,痰瘀胶结,日久而成肺部肿瘤。可见肿瘤是一个虚而得病,因虚而致实;全身属虚,局部属实的疾病。

常见的肺癌早期症状如下。①咯血是肺癌早期最常见的症状之一,其特点是中老年人突然咯血,或痰中带血,有的则反复发生"肺炎"吐血丝痰,去而复返。②胸部胀痛,肺癌早期胸痛较轻,主要表现为闷痛、隐痛、部位不一定,与呼吸的关系也不确定。如胀痛持续发生则说明癌症有累及胸膜的可能。③杵状指,亦称鼓槌指。表现为指、趾第一节肥大,指甲突起变弯,常伴有疼痛。国外报道21%的肺癌早期伴有杵状指,且大多数在肺癌手术后消失。④关节炎,与杵状指同时存在,可在肺癌病灶很小、难被发现时先出现,表现为游走性关节炎症状。⑤男性女乳。男性的乳房一侧或双侧增大如女性,肺癌早期出现男性女乳者占7.5%。⑥多发性周身性肌炎,据统计85%先于肺癌典型症状出现,表现为渐进性周身无力、食欲减退,加重时可行走困难,卧床难起。⑦低热,肿瘤堵住支气管后往往有阻塞性肺叶存在,程度不一,轻者仅有低热,重者则有高热,用药后可暂时好转,但很快又会复发。

中医学对肿瘤的治疗强调辨证论治整体调节的原则。中晚期肿瘤患者大多表现为神疲乏力、动则气喘、腰膝酸软、食欲不振,口干头晕、舌红少苔、脉细无力等表现,多属精气亏虚、癌毒盘踞之证。通过整体调节、自我调节法恢复和增强机体内部的抗病能力,从而达到扶正祛邪、阴阳平衡治疗疾病的目的。临床常见中医证型有4种。①阴虚内热型:多为口干咽燥,五心烦热,潮热、盗汗,咳嗽少痰,或痰中带血,脉细或细略数,舌质红或绛红,少苔或光剥无苔。治宜养阴生津,解毒消肿。②肺脾气虚型:神疲乏力,纳谷不馨,脘腹痞胀,大便溏薄或不实,咳嗽痰多,胸闷气短,甚则气喘痰鸣,脉滑,舌质淡或淡胖,或伴有齿印,苔白腻或滑腻。治宜化痰散结、益气健脾。③肺肾阳虚型:神疲乏力,气短气急,动则喘促,畏寒怕冷,夜尿频数,咯痰无力,胸腹作胀,脉沉细无力,舌质偏淡或淡胖,或伴有齿印,或有瘀点,苔少白或少。治宜补气温阳,解毒散结。④精气两亏型:神疲乏力,腰腿酸软,头晕耳鸣,口干少饮,纳谷不佳,或伴有自汗盗汗,脉细无力,舌质淡或淡红,苔少。治宜益气补精,散结消肿。

肺癌的预后主要取决于肿瘤的生物学特性,以及肿瘤患者的免疫功能和肿瘤的治疗学方面。早期发现、诊断及治疗是改善预后的重要因素;肿瘤的生长速度、部位、大小及空洞形成是指生长在同一组织类型的肺癌,如生长速度快、肿瘤位于大气管、体积大、有空洞形成等均提示预后较差。而适当的营养、规律的生活以及战胜疾病的乐观精神,是调整和刺激免疫功能、改善预后的重要因素。正确根据肿瘤组织类型和病期选择不同治法,进行全面的、合理的综合治疗,是改善预后的最佳途径。

【养生指导】

肺癌的养生指导原则:针对与肺癌发病相关的因素,如生活环境、日常习惯、饮食营养等采取相关预防措施。45 岁以上者应养成每年 1 次体格检查。临床见刺激性咳嗽、咯痰血、发热、胸痛、气急等症状,需及时就医治疗。此外,还应戒除不良生活方式,提倡健康饮食和锻炼,调畅情志,这些都能明显降低肺癌发生率。

一、发病前预防

1. 控制吸烟

吸烟是肺癌最主要的病因,一些发达国家如美国、英国等自20 世纪 60 年代后期开始实施控烟改善大气环境等措施,20 世

沪上中医名家养生保健指南丛书

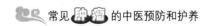

纪 80 年代以来肺癌的发病率和死亡率都已呈下降趋势,但目前我国的控烟工作仍面临巨大的挑战。我国已成为世界最大的烟草生产国,2002 年调查结果表明,男性吸烟率为 66%,女性吸烟率为 3%,被动吸烟率为 52%。青少年吸烟率上升,烟草导致的疾病负担在未来 30～50 年将成为现实。因此,控制吸烟是一级预防的首要措施。我们可以通过立法控烟、健康教育、提高烟税及警示烟草危害等手段达到控制吸烟的目的。

2. 预防职业性肺癌

我国 8 种职业癌中,肺癌就占了 5 种:石棉致肺癌、氯甲醚致肺癌、砷致肺癌、焦炉逸散物致肺癌、铬酸盐制造业致肺癌。预防职业性肺癌首先要加强对工矿企业的卫生监督和管理,应定期监测工作环境职业有害物质的浓度;其次是提高工业自动化程度,改进生产工艺,从根本上减少与有害物接触;再次是务必加强个人防护,定期进行职业性体格检查,建立个人健康档案。

3. 减少污染,改善生存环境

大气环境需要全社会的共同努力共同参与,但是建立良好的法律机制,政府部门认真贯彻环境保护法至关重要。同时,政府部门根据实际情况,改善工业布局、控制污染排放及控制机动车尾气排放污染也同样作用巨大。而室内环境污染也非常常见,如吸烟、厨房油烟、农村生活及燃煤等,应切实加强健康意识,注意保持室内通风、装修环保、使用吸油烟机等以降低室内污染。

4. 加强高危人群的筛查

肺癌应尽早筛查、早期诊断及早期治疗。筛查和早期诊断常用方法包括胸部影像学、痰细胞学检查、纤维支气管镜检查、低剂量螺旋 CT 和正电子发射断层显像(PET)等。但目前人群的筛查方法只有胸部影像学及传统痰细胞学检查,其中低剂量螺旋 CT 灵敏度远高于胸部 X 线片,被认为是最有潜力的筛查工具。此外,随着对肺癌早发分子事件的认识以及分子标志检测技术的发明,利用痰液、支气管肺泡灌洗液以及外周血中的肿瘤标志辅助低剂量 CT 已经成为研究热点。由于肺癌发病的多样性以及筛查技术的不断革新,未来肺癌的筛查不应只靠一种方法,而应是结合实际分子生物学技术和影像学技术有机结合,针对不同的人群采取不同的筛查策略,这样才能改善肺癌的筛查结果。

此外,应采取各种医疗手段防止病情恶化、复发、转移及二次原发癌,提高肺癌患者生存率、生活质量和促进康复,对早中期癌应尽量手术根治,提高肿瘤治愈率。对晚期患者进行综合治疗,正确有效地实行姑息治疗和康复治疗,延长患者生存期和生活质量,防止恶性肿瘤的复发和转移。

发病后养护

1. 调整心态

在肺癌的治疗中,心理情绪的影响具有重要作用。研究发现,心理因素是肺癌发病中的重要因素之一。不良心理会降低机体自身的免疫力和机体识别、清除肿瘤细胞的能力。而良好的心理状况不仅可以防止肿瘤的发生,而且还可使已出现的肿瘤处于自限状态,最终被机体自身的免疫功能所消灭。此外,患者家属也不要有悲观心理,以免增加患者压力。中医学认为情志不畅、抑郁会导致气血循行不畅、气滞血瘀,加重癌症病情的发展。拥有乐观开朗的心理状态,是肺癌康复的前提。研究证实,提高适应和应付应激源的能力,对防治肺癌是十分必要的。如果对患者施以正确的护理,使患者能够正确对待病情和治疗,则会使生活质量得以提高,患者的心理状态逐渐平静并接受现实。结果显示,患者临终前心理状态明显优于入院时。文化程度高的患者对疾病认识较快,文化程度低、年龄偏低的患者不能正确面对现实,观念转变慢,性格偏执。

沪上中医名家养生保健指南丛书

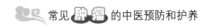

2. 了解疾病相关知识,配合治疗

肺癌的治疗主要包括手术、放疗、化疗以及靶向治疗等。西医对于肺癌的放、化疗治疗普遍缺乏选择性,毒性和不良反应大,极易耗伤人体正气,且对延长生存期有限。而中药可以滋养、补益人体气血阴阳不足的同时,加上清热散结、化瘀消肿的中药,与全身相结合,相得益彰,控制病灶的生长转移,从而改善患者的生活质量、延长生存期。中西医结合治疗已受到越来越多的重视,中医辨证施治加化疗、采用中药与放化疗相结合,除可减少放化疗不良反应外,还可增强肺癌对放化疗的疗效。有关肺癌的化疗,也是诸多肺癌患者及家属关心的一个问题。一般说来,手术可行 4 个疗程的化疗,若是Ⅲ期,身体尚能在耐受范围内,可做 6 个疗程化疗。未手术的患者,应结合患者体质、耐受度、疗效等因素全面辨证、审慎考虑。化疗疗程绝不是"多多益善",应避免"过度治疗",尽量减轻肺癌患者身心、肉体上的痛苦,辅助减轻患者家属的经济负担。

近年来靶向药物的应用增加了治疗肺癌的方法。但靶向药物主要是对基因突变的患者才有效,无基因突变的患者基本上无效。所以在接受药物治疗前,最好做相关基因检测,做到"有的放矢"。应用靶向药物常可见不同程度的皮疹、腹泻等症状,但服用中药后这种症状将会减轻。值得注意的是靶向药物耐受性,至今国内外尚无好的方案解决这个问题。根据笔者临床应用观察、初步统计,在口服靶向药物的同时加服益气健脾,解毒散结,辛凉解表,凉血和营的中药对疾病的控制明显有益。

3. 肺癌患者术后功能恢复

1) 充分镇痛、解除紧张和放松肌肉 术后患者常因伤口疼痛全身肌肉紧张限制呼吸,呼吸快而表浅,除应用镇痛药物外,可采取半卧位,膝下放枕头,保持姿势舒适,轻轻活动或按摩颈部和肩胛部以消除肌肉紧张,使呼吸保持适当的频率和幅度。

2) 实施辅助呼吸活动的康复训练 随着患者的呼气动作

用手压迫胸廓,这样可使吸气胸廓扩张时,增强吸气量和气流速度,又能促使支气管内分泌物的移动,胸廓也可因运动而不致僵硬,从而促进残存肺的膨胀。

3) 指导呼吸 每隔 2 小时进行深呼吸 10～20 次,平卧位加强腹式呼吸有利于肺扩张,改善肺通气功能,提高肺的顺应性。

4) 协助排痰 患者取坐位,操作者站床边,手掌呈杯状,叩打与痰部位相应的胸壁,并同时鼓励患者咳嗽,并用双手掌按压术侧胸廓,吸气时双手放松,咳嗽时双手加压,以保护伤口,减少胸壁震动引起的切口疼痛。对个别咳嗽无力的患者,还可采用鼻导管吸引气管,刺激产生有效咳嗽,以排出分泌物。若上述的方法均无效,患者的呼吸道分泌物又较多时,可采用通过支气管纤维镜下吸痰的方法。

5) 早期运动训练 早期活动可预防坠积性肺炎及下肢静脉血栓形成,手术日麻醉恢复后,即可指导并协助患者开始活动。有的患者术后因创口疼痛或担心创口裂开而不愿运动,所以,应向患者充分说明全身性功能训练的必要性,在上肢和肩关节进行活动范围内的练习,从术后第 1 天起用健侧握住系在床尾栏上的绷带自行坐起,术后 48～72 小时拔管后可下床在室内活动。

4. 饮食注意

1) 宜多食具有增加身体免疫、抗肺癌作用的食物 如薏米、甜杏仁、菱、牡蛎、海蜇、黄鱼、海龟、蟹、鲨、蚶、海参、茯苓、山药、大枣、乌梢蛇、四季豆、香菇、核桃、甲鱼。

2) 咳嗽多痰宜食 白果、柚、橙、核桃、丝瓜、橘皮、淡菜、松子、罗汉果、橄榄、荸荠、无花果、杏仁、海蜇、枇杷、紫菜、海带、冬瓜、橘饼、芝麻、萝卜和桃等。忌食助湿生痰的食品和辛辣的食品,如芋艿、姜、韭菜、葱、山芋、肥肉、辣椒和胡椒等。

3) 发热宜食 具有养阴润肺功效的食物,如黄瓜、冬瓜、苦瓜、莴苣、茄子、发菜、百合、苋菜、荠菜、蕹菜、石花菜、马齿苋、梅、西瓜、菠萝、梨、柿、橘、柠檬、橄榄、荸荠、鸭、青鱼。

4) 肺肾阴虚者可食　甲鱼、猕猴桃、金针菜、鹅血、茅根汁、荸荠汁、梨汁等。

5) 脾虚痰湿者可食　杏仁、橘皮、枇杷、山药、茯苓、莲子、鸡内金、麦芽等。

6) 肺肾阳虚者可食　芝麻、核桃、桃仁、杏仁、瓜子、花生、榛子、松子、葡萄干、黑鱼等。

7) 痰毒结肺者可食　冬瓜、丝瓜、萝卜汁、无花果、龙须菜等。

8) 咯血宜食　杏仁、海蜇、荸荠、百合、藕节、莲子、山药、柿子、鸭梨、白木耳等具有止咳、收敛止血作用的食物。

9) 气血不足宜多食　高蛋白食物如奶类、黑芝麻、动物肝脏和红枣、瘦肉、桂圆、山药、牛肉、莲子、黄鳝等补气生血的食品。

大剂量的维生素 C、维生素 E、胡萝卜素,这是完整的抗氧化组合,剂量要大,因为癌症患者对这些营养素的消耗是远非常人能比的。可以选用蛋白质补充食品,对提高免疫系统和机体修复都很有帮助。还要做到禁食烟酒,禁食辛辣刺激的食物,禁食油腻、煎炸的食物。

5. 体育锻炼

研究证实,体育锻炼能增强抗癌的细胞免疫、增强抗癌的体液、提高自身造血、促进排毒等功能。肺癌患者体格锻炼可分为3个阶段进行。第 1 阶段:也就是治疗的初期 2 周左右,做些简单动作,不需花多大力气,卧床时即可进行,如下肢抬高,上肢伸展,手指、脚趾伸屈等活动。这些活动能帮助患者改善血液循环,略微恢复一些体力。此后。可根据患者体力,适当增加运动强度。当患者可以起床活动时,就开始第 2 阶段锻炼。第 2 阶段:这时的运动量应比第 1 阶段大,目的在于增加体力储备,为恢复正常活动准备条件。第 3 阶段:在患者可以下床时进行,此时的活动量更大,以加强体力,恢复健康。散步、太极拳和适当做一些家务,其中散步就是肺癌患者最适合的运动。要积极地进行呼吸运动,使肺部得到锻炼,使肺活量增加,充分利用肺活量,向血液提供更多的氧气,使精力更加充沛。只要掌握好运动量,循序渐进并持之以恒,就一定会取得良好的效果。

6. 中医药疗法

中医对肺癌的治疗方法主要有中成药的治疗、中草药的治疗、穴位敷贴等。临床上常采用口服中药、中药注射液及穴位敷贴三者结合,从而起到扶正抗癌,提高自身免疫能力抑制肿瘤的发生与发展,改善手术、放化疗、药物等的不良反应等作用。通过对患者的辨证论治,制订符合每一个患者的治疗方案,加以穴位敷贴(常选:孔最、尺泽、太渊、足三里、合谷、内关、曲池、肺俞、心俞、丰隆、天突、定喘、鱼际、膈俞等穴)的近治与远治的功效,加强中医药治疗的疗效。在缓解肿瘤患者的临床症状、疼痛同时,也延长了患者的生存期。

肺癌化疗后患者多有便秘,可通过中医按摩进行治疗。中脘穴属任脉,天枢穴属足阳明胃经,大横穴是足太阴阴维之会,"背俞"各穴属足太阳膀胱经,按摩这些穴位,可疏通经络,运行气血,调整相应脏腑功能。同时以柔和、缓慢的手法按摩腹部,亦有助于排便。敷贴疗法在解除肺癌患者癌性疼痛方面,有其独特的作用。临床敷贴经验方如下。

1) 蒲公英外敷法 新鲜蒲公英 150 克,洗净后,连根切碎、捣烂如泥,取汁,将药汁直接敷于疼痛处,外盖三层纱布,中间夹一层凡士林纱布,以减缓药汁蒸发。敷贴后 30 分钟左右疼痛减轻,止痛时间可长达 8 小时。

2) 癌痛散穴位敷贴方 癌痛散制备:乳香 20 克,没药 20 克,大黄 20 克,姜黄 20 克,山奈 20 克,栀子 20 克,白芷 20 克,黄芩 20 克,小茴香 15 克,公丁香 15 克,赤芍 15 克,木香 15 克,

沪上中医名家养生保健指南丛书

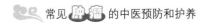

黄柏 15 克,蓖麻仁 20 粒。以上 14 味,共研为细末,用鸡蛋清调匀外敷贴于乳根穴(定位第 5 肋间隙,乳头直下),6 小时换药 1 次,疗效颇佳。

第二节　胸腺肿瘤

➕【疾病概况】

　　胸腺肿瘤包括来源于胸腺上皮细胞的肿瘤——胸腺瘤和胸腺癌;来源于胸腺淋巴细胞的霍奇金淋巴瘤及其他淋巴瘤;来源于胸腺内分泌细胞的肿瘤——胸腺类癌、燕麦细胞癌等。此外,还包括生殖细胞肿瘤、胸腺脂肪瘤、胸腺囊肿、转移癌等。胸腺肿瘤中 90% 为胸腺瘤,其余是胸腺癌、淋巴瘤及类癌等。胸腺瘤约占成人纵隔肿瘤的 20%,是前上纵隔最常见的肿瘤,通常生长较缓慢,发病率男女性无差异;发病高峰年龄在 40～50 岁,伴重症肌无力的多在 30～40 岁。儿童胸腺瘤罕见,但恶性度更高。胸腺瘤的发病机制尚不清楚。据统计,90% 以上的胸腺瘤有完整包膜且无浸润性生长,恶性者呈浸润性生长。胸腺瘤与重症肌无力、单纯红细胞再生障碍性贫血等疾病关系密切,多同时发生。

　　中医学虽无胸腺肿瘤的病名,但依其症状表现可将其归入"胸痹"的范畴。中医学认为胸腺肿瘤的发生多与正气不足,寒邪内侵,饮食、情志失调,劳倦内伤等因素有关。正气不足是本病发生的主要病因,本虚标实、虚实夹杂是胸腺肿瘤的主要病机特点。正气亏虚无力推动血液、津液正常运行,导致气血瘀滞,津停成痰,痰瘀毒聚,结而成瘤,聚留于胸内而成本病。

　　早期胸腺瘤,由于体积小,无压迫周围脏器,可以无任何明显表现,只有在检查身体 X 线片上才显示征象,由于早期的治疗效果非常好,因此,无论任何原因所发现的纵隔肿物一定要进一步检查。进一步发展可以出现咳嗽、气急、胸闷、胸痛、面肿、声哑、吞咽困难、体重下降、浮肿、贫血、颈部肿块等,晚期出现颈淋巴结大,容易疲劳。合并重症肌无力者,较轻者可有眼睑肌无力,表现为上睑下垂,不能睁开眼睛;较重者出现四肢、躯干肌无力,到咬肌、吞咽肌,甚至呼吸肌无力;更严重者出现无力说话、进食、呼吸困难和危及生命。

中医从整体与局部相结合、辨证与辨病相结合治疗胸腺肿瘤。总的治疗原则是扶正祛邪。临床上胸腺肿瘤最常见的中医证型有4种,阳虚寒盛型、气滞血瘀型、肺阴亏虚型、正虚瘀结型。阳虚寒盛型以胸痛遇寒加重,胸闷气短,心悸,动则喘甚,不能平卧,面色苍白,四肢厥冷,舌淡暗,苔白,脉沉紧等为主要临床表现,治以温通胸阳、解毒散寒为主。气滞血瘀型以胸胁闷胀作痛或刺痛,或胸痛连及肩部或上肢,咳嗽气短、咳痰不爽,或有心悸,舌质暗或有瘀点,苔薄腻、脉弦为主要临床表现,治以宽胸理气,活血化瘀为主。肺阴亏虚型以胸部隐痛、干咳、咳声短促,或声音嘶哑,痰少黏白,口干咽燥,或午后潮热,盗汗,大便秘结,小便短少,舌红、少苔,脉细数等为主要临床表现,治以润肺养阴、止咳化痰为主。正虚瘀结型以消瘦,头晕,视物昏花,气短懒言,自汗,面色萎黄或黧黑,纳呆,胸部憋闷隐痛,肿物增大而坚硬,颈部肿胀,舌淡紫或暗,苔薄白,脉细等为主要临床表现,治以补益气血、活血解毒散结为主。

胸腺肿瘤预后:胸腺肿瘤生存期差异很大,肿瘤分期是决定肿瘤复发及患者生存期的最重要的独立预后因素,不同分期患者5年生存率不同。有报道,Ⅰ期、Ⅱ期的淋巴细胞型胸腺瘤与Ⅰ期混合型胸腺瘤术后5年生存率为100%,10～15年生存率为90%。Ⅰ期、Ⅱ期的上皮细胞型胸腺瘤,Ⅱ、Ⅲ期混合型胸腺瘤,其5年生存率为82%,10～15年生存率为75%。Ⅲ期与Ⅳ期上皮细胞型胸腺瘤,5年生存率也可达42%,10～15年生存率为27%,肿瘤能否完全切除是影响预后的另一重要因素。胸

沪上中医名家养生保健指南丛书

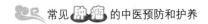

腺瘤的组织学分型也与患者预后有很大关系。副瘤综合征也与患者预后有关,红细胞发育不良、低丙种球蛋白血症和系统性红斑狼疮是影响患者预后的不良因素,一般认为重症肌无力不会对胸腺瘤患者生存期产生负面影响。

✚【养生指导】

生活起居规律,戒烟限酒,坚持锻炼,饮食卫生,定期体格检查。一旦发现胸腺肿瘤尽早手术,明确病理,积极配合治疗,合理饮食,适当运动,坚持随访。

一、发病前预防

1. 定期检查,防患于未然

定期体格检查,可达到早期发现、早期诊断、早期治疗的目的。具体方法:30 岁以上人群每年行胸部 X 线检查 1 次,但不主张行胸部 CT 检查。对于有咳嗽、胸痛、疲乏、贫血等症状的人群应及时拍 X 线胸片检查,必要时听医师安排行胸部 CT 或 MRI 检查。

2. 改善饮食习惯

尽管目前没有证据证明不健康饮食可以直接导致胸腺肿瘤的发生,但有证据显示不良饮食结构可以导致其他恶性肿瘤的发生。合理饮食提倡营养均衡、多样化,主张多食杂粮,荤素搭配,以保证身体所需的营养素和各种必需氨基酸及锌、铜、锰等各种微量元素的摄入。不要盲目地为了增加营养而摄入过多的高脂肪、高能量、高蛋白的饮食,要少吃煎、炸、烧烤类食物,多吃绿色蔬菜及木瓜、草莓、橘子、柑子、猕猴桃、芒果、杏、柿子和西瓜等新鲜水果,做到不吸烟,少饮酒。

3. 避免或减少职业性致癌因素

目前已证实煤油、焦油、沥青、菌类、石棉、芥子气、铬及砷化物、放射性物质苯、联苯胺、B-苯类、羰基镍等有致癌性,必须加强职业病的预防。

4. 保持心情愉快,养成良好作息习惯

过度的抑郁和忧伤等绝望情绪往往成为癌症诱因。据统计,90%以上的肿瘤患者均与精神、情绪有直接或间接的关系。现代生活中,工作和学习上的长期紧张、工作和家庭中的人际关系的不协调、生活中的重大不幸是致癌的3个重要因素。抑郁、紧张、焦虑、多疑等不良情绪可导致肾上腺皮质激素分泌增多,其中分泌的皮质类固醇可以抑制抗肿瘤免疫功能,这种不良情绪长期作用下胸腺淋巴组织萎缩,血液T淋巴细胞减少,巨噬细胞吞噬异物能力下降,胸腺细胞发生基因突变,进而促进胸腺细胞癌变。因此培养、保持心情愉快在一定程度上可以避免肿瘤的发生。

5. 坚持锻炼身体

平时要注意锻炼身体,可增强体质及机体抗病能力,最好能够根据自己身体状况定期有规律、有计划地进行感兴趣的运动。如跑步、跳绳、游泳、打乒乓球、羽毛球等运动,坚持长期锻炼除了增强体质外,还能显著改善情绪。

发病后养护

1. 加强心理调护

一旦患者知道所患疾病是恶性肿瘤,很容易出现情绪低落、悲观失望,失去与疾病作斗争的信心和勇气,且当病情反复时往往不愿继续治疗。医护人员要善于抓住患者的心理特点,进行针对性的开导、安慰,多给予心理支持,耐心解释,积极鼓励,帮助患者克服困难与癌症作斗争。只有最佳的治疗癌症的心态和信心,才能获得最好的治疗效果。另外,家属对患者的情感支持是十分重要的,家庭成员所持的态度变化,是患者十分敏感的问题。家属要积极参与协助安排患者的日常生活,包括饮食卫生、家庭护理、起居安排、自我检查、健康情况登记、患者爱好的培

沪上中医名家养生保健指南丛书

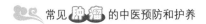

养、保健养身操等。

2. 了解疾病知识,配合治疗

胸腺肿瘤一旦发现应尽快外科手术切除。外科手术切除尤其是扩大胸腺切除术是目前国内外学者公认的治疗胸腺肿瘤之首选治疗方法,也是胸腺肿瘤综合治疗的关键。手术切口有胸骨正中切口、胸骨正中切口联合单侧胸前外侧切口(即侧T形切口)、胸后外侧切口等,医师会根据患者肿块大小部位选择不同的切口。

良性胸腺瘤的手术切除率十分乐观,几乎接近 100%。而恶性胸腺瘤的切除率各国学者报道不一。完全切除率为 60% 左右,部分切除率不足 30%,施行活检者不超过 20%。

胸腺肿瘤的治疗多采用以手术切除为主的综合治疗方案,包括放化疗、中医药治疗等。由于胸腺肿瘤的细胞对放射线较为敏感,因而放疗在胸腺肿瘤的治疗中占有相当重要的地位。胸腺肿瘤的放疗适用于以下情况:①恶性胸腺瘤即使完整切除,术后也须行纵隔和全术野辅助放疗;②术中残留病灶;③术中放疗等。手术和放疗均属于局部治疗,但潜在的转移病灶,有可能成为术后复发和转移的根源,这时就需要全身化疗,给药后,药物可以随血液到达机体任何部位,从而将潜在的转移病灶控制。

中医药在胸腺肿瘤治疗中也有一定疗效,尤其在提高机体免疫、减轻放化疗毒性和不良反应、防术后复发、转移及稳定病灶上有一定优势。放化疗期间,多数患者会出现食欲减退、恶心呕吐、脱发、白细胞下降、肝肾功能损伤等毒性和不良反应,服用健脾理气、和胃止吐、补肾生髓的中药能有效减轻放化疗消化道及骨髓抑制的不良反应。且手术、放化疗结束后,机体免疫机制受到不同程度损伤,免疫监视功能的低下又会导致残留癌细胞死灰复燃,出现复发、转移,从而影响患者的预后。此时及时服用扶正抗癌中药可积极控制肿瘤生长,预防肿瘤的复发和转移。

因此,患病期间应坚持长期口服辨证治疗中药。

3. 饮食与忌口

癌症患者在选配饮食的时候需要"辨证施食",以求达到调节机体的脏腑功能,促进内环境趋向平衡、稳定,维持患者所需营养的目的。忌口应根据病情和不同患者的体质来决定,不提倡过多的忌口。过于忌口反而会导致营养不良。一般患者需限制或禁忌的食物有:高温油炸、烟熏烧烤、辛辣刺激、油腻生硬的食物等。吃的食物要搭配合理、多样化,以保证营养均衡全面。多选择具有抗癌功效的食物,如红薯既含丰富维生素,又是抗癌能手,为所有蔬菜之首。其次是芦笋、卷心菜、花椰菜、芹菜、茄子、胡萝卜、荠菜、苤蓝菜、金针菇、雪里蕻、大白菜。大豆及其制品类、食用菌、坚果、海藻类、薏苡仁等。多吃木瓜、草莓、橘子、柑子、猕猴桃等新鲜水果。对于放化疗及手术后的患者由于消化功能比较弱,要吃清淡、易消化的食物,并少食多餐。

因临床上患者症状表现多样,辨证也不同,故在选择食物时也应有所差别。如气虚证宜用大枣、桂圆、人参、海参等补益之品,里热证宜用荠菜、马齿苋、西瓜皮、芦根、芦笋等清泄之品,以及性属偏凉的鸭肉、鸭血等,且不宜用红参、桂圆、荔枝、鹿肉、羊肉、狗肉、大虾等温热滋补性食物。

4. 针灸及中药足浴

针灸的作用在于调和阴阳,疏通经络,扶正祛邪。胸腺肿瘤患者运用针灸可起到增强体质,改善症状等作用。根据不同表现选择不同穴位,如咳嗽者,选肺俞、列缺、丰隆、太白等穴,手法予平补平泻,并可加灸法;胸痛者,选膻中、太渊、内关、丰隆等穴,手法予平补平泻;声音嘶哑者,选扶突、天鼎、少商、太溪等穴,手法予补法。

中药足浴也可以有效促进血液循环,调节内分泌,加速机体新陈代谢,达到强身健体、祛病延年的功效。推荐给胸腺肿瘤患者的足浴方:八月札 15 克,丹参 30 克,川芎 30 克,蛇六谷 30

克,石上柏 30 克,石见穿 30 克,蚤休 15 克,生黄芪 30 克,黄精 30 克。足浴方法:煎药后去渣留药汁,调节水温在 40~50℃,加水至踝关节以上(根据浴盆大小控制水量),浸入双足。同时两脚互搓,每日 1 次,每次持续约 30 分钟,以身体感到微热为宜。

5. 积极锻炼益身心

胸腺肿瘤患者在康复期间,应参加适度的锻炼,不仅可以改善、提高体质,同时也能改善心理状态,根据患者本人喜好选择合适的运动项目,如气功、太极拳、骑自行车、游泳、跳舞等。气功锻炼,能调整阴阳,疏通经络脉道,促进气血流通和新陈代谢,增强免疫力,对身心康复有很大帮助。对于胸腺肿瘤患者,可以提高机体免疫功能,增强抗病能力,提高生活质量,祛病延年。

 ## 第三节 食 管 癌

【疾病概况】

食管癌是人类常见的恶性肿瘤之一,全世界每年约 30 万人死于食管癌。我国是食管癌的高发国家,又是食管癌死亡率最高的国家,每年因食管癌死亡者约 15 万人,占全部恶性肿瘤死亡率的近 25%,我国食管癌死亡率通常男性高于女性,但高发区男女性比例接近。食管癌的发生有一定的民族差异。我国新疆哈萨克族居民的食管癌发病率最高,这可能与其特殊的饮食习惯有关,其次是蒙古族、维吾尔族、汉族。食管癌的发病率有明显的地区性差异。我国的食管癌高发区有河北、河南、山西三省交界的太行山区、河南林县、苏北地区、鄂皖交界的大别山地区、四川的北部地区、闽粤交界地区和新疆哈萨克族居住地区。

在古代中医文献中尚未见有食管癌之病名,但有丰富的类似食管肿瘤的病证记载。食管癌在中医文献中,多属"噎膈"、"噎塞"、"关格"等范畴。对于本病的病因,中医学可分外因和内因两种。外因是邪毒蕴聚于经络、脏腑。内因是气不足,阴阳失调,气血运行失常。正气虚弱,邪毒乘虚而入,蕴聚于经络、脏腑,导致气滞、血瘀、痰凝等病理变化而成食管癌。所以本病的病理特点为本虚标实。本病病位在食管,属胃气所主。除胃之外,又与肝、脾、肾都密切相关。本病的发生中医学认为由饮食不节、脾胃受损、情志失调、过度劳累所致,与年高肾衰、气血双损或先天禀赋也有一定关系。本病病因病机为忧思伤脾,脾伤则气结,气结则津液不得输布便聚而为痰,痰气交阻食管,渐生噎膈,或郁怒伤肝,肝郁气滞,血行不畅,血脉瘀阻,瘀痰互结,阻于食管,久瘀成积,发为本病。嗜酒过度,嗜食辛酸燥热之品,燥伤津液,咽管干涩,瘀热停留,内阻于食管而成噎膈之证。房劳过度,伤及肾阴,津伤血燥,痰热停留,久则痰瘀热阻于食管而成噎膈。在食管癌的辨证上,主要是察其虚实。实者乃气、血、痰互结,阻塞谷道而出现的各种证候。虚者多因体质素虚或病程延久转虚而出现津液、气液亏耗的各种表现。

【养生指导】

日常生活中,养生保健是非常重要的。包括注意日常的饮食、生活习惯等,也包括注意观察自己的身体,发现症状能够及时得到检查治疗。食管癌作为常见的恶性肿瘤,养生保健对于该疾病的预防有一定的积极意义。

一、发病前预防

1. 了解食管癌的影响因素

1) 亚硝胺类化合物和真菌毒素 亚硝胺是一种很强的致癌物,广泛分布于人类生活环境中,而且在真菌的作用下,还可以在人体内合成。在对食管癌高发区居民体内外环境中进行的亚硝胺及其前体物系统研究结果表明,人类食管癌与亚硝胺类化合物有密切的相关性。现已发现 10 多种亚硝胺可特异地诱

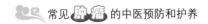

发动物食管癌,在食管癌高发区居民胃液中发现了可诱发动物食管癌的亚硝胺类化合物,并发现不同发病地区和不同性别、年龄组人群胃内亚硝胺的摄入水平与食管癌死亡率水平相一致。

我国食管癌高发区的发病还与真菌性食管炎和真菌对食物污染有关。在食管癌高发区和低发区的对比研究中发现,食管癌高发区谷物真菌污染率明显高于低发区。对粮食中的真菌进行分离和鉴定时,发现高发区粮食中的互隔交链孢霉、串珠镰刀菌、烟曲霉的污染较为普遍。这可能与真菌不仅能将硝酸盐还原成亚硝酸盐,还能分解蛋白质,增加食物中胺含量,促进亚硝胺的合成有关。

2) 食管损伤 食管疾病以及食物的刺激作用,食管损伤及某些食管疾病可以促发食管癌,在腐蚀性食管灼伤和狭窄、食管贲门失弛缓症、食管憩室或反流性食管炎患者中,食管癌的发病率较一般人群为高,据推测乃是由于食管内滞留,而致长期的慢性炎症、溃疡或慢性刺激,进而食管上皮增生,最后导致癌变。

3) 烟酒嗜好 香烟的烟雾和焦油中含有多种致癌物,如苯并芘、多环芳烃、亚硝基化合物、环氧化物等,这些物质能直接作用于细胞蛋白质、核酸等成分,造成细胞损伤,引发癌变。吸烟作为食管癌危险因素已被肯定,患食管癌的危险随着吸烟量的增加、烟龄增长而增高,还与烟草的种类、是否戒烟有关。

乙醇(酒精)与食管癌的关系结论尚不一致。有研究发现,食管癌与饮酒量、乙醇的烈性程度有明显的剂量-效应关系,而且烟酒之间具有协同作用。也有研究结果表明,饮酒与食管癌的发病无关。这可能是因为酒本身无致癌性,但可作为致癌物的溶剂,特别对于既吸烟又饮酒的人来说,更容易促进致癌物进入食管黏膜。

4) 饮茶 有资料报道,饮茶可以减少食管癌的发生率,并具有降低烟酒中的化学致癌剂的致癌作用。这可能与茶叶中富含茶多酚有关。茶多酚是类黄酮家族成员,许多实验室及流行病研究发现茶多酚有降低多种疾病危险性的作用。

5）饮食习惯　在分析饮食因素对食管癌作用时发现，影响食管癌高发的饮食危险因素为腌制品摄入过多、喜食烫食、新鲜水果和蔬菜摄入过少、食物粗糙、高盐饮食、热茶、热食和快食等不良习惯。腌制品中除含有微量的苯并芘和亚硝胺外，还有Roussin 红甲酯，后者易形成亚硝胺。水果、蔬菜保护作用主要取决于它们内部含有的维生素 C、矿物质等抗氧化物的多少。而不良饮食习惯，可加重对食管黏膜的物理刺激和造成损伤，发生炎症甚至不典型增生。

6）遗传因素　食管癌的发病常表现家庭性聚集现象。在我国山西、山东、河南等省的调查发现，有阳性家族史者占1/4～1/2，在高发区内有阳性家族史的比例高，其中父系最高，母系次之，旁系最低。

2. 注重发病早期症状的观察

食管癌最典型特征就是进食粗硬食物时，有很强的不适感。但多数人的症状表现很轻微，因此早期症状不容易被大家重视，很多患者在确诊时已经是癌症的中晚期，食管癌早期的五大症状如下。

1）吞食停滞或顿挫感　吞食停滞或顿挫感，即吞咽食物时似有在某个部位一时停滞顿挫的感觉，这情况也非持续性，只有在病变发展后才逐渐明显起来。

2）胸部胀闷或紧缩感　且常伴有咽喉部干燥感。发病时胸前部始终有一种闷气现象，似有一物体堵塞，使胸内呈紧缩的感觉，在吞咽食物时尤为明显，但不影响正常生活和工作。

3）胸骨后胀闷或轻微疼痛　这种症状并非持续发生，而是间歇性或在劳累后及快速进食时加重。这是因为食管本身随时都在蠕动，只有当蠕动到病变部位时才会出现症状。

4）心窝部、剑突下或上腹部饱胀和轻痛　以进干食时较为明显，但也并非每次都会发生而呈间歇性。这种情况往往是贲

沪上中医名家养生保健指南丛书

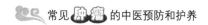

门癌的早期症状。以上的早期症状一般都要持续 3 个月以上，到了经常、持续性发生并加重时则已不是早期了。

5）吞咽食物时的异物感　咽食过程中食物（特别是干硬食物）经过病变区（病变很小）可能产生一种异物感，而且常固定在一个部位，有的像有永远咽不完的东西的感觉。因症状轻微并呈间歇性发生，也易为人所疏忽。以进干食时较为明显，但也并非每次都会发生而呈间歇性。这种情况往往是贲门癌的早期症状。以上的早期症状一般都要持续 3 个月以上，到了经常、持续性发生并加重时则已不是早期了。

二、发病后养护

1. 心理调适

由于食管癌患者对疾病了解程度不够，不能完全理解和正确接受治疗，加上患者吞咽困难、体重下降明显等，患者容易表现出明显的负性情绪，这些不良心理问题严重影响治疗。食管癌患者出现各种心理问题是很正常的事情，需要加强与沟通，解除各种心理顾虑，建立信心，多让患者了解到很多癌症成功治疗的病例。让患者知道，癌症治疗虽然需要不少花费，但家人有能力并可以根据自己的实际经济能力来选择能承受的治疗方法，减少患者的心理压力。选择好的治疗方法是关键，只要有效，就能建立起信心。对癌症的治疗观念上，不能急功近利和急于求成，癌症是个慢性病，需要时间慢慢缓解。

同时加强家庭的情感关爱，多鼓励、安慰，找出战胜疾病的有利因素，虽然身患疾病，但尽量让患者享有较正常的生活方式，不要让生病、治病成为生活的全部内容，分散患者的注意力，找到生活的乐趣。

2. 注意各类治疗的不良反应

放化疗是治疗食管癌较为常用的方法，但放化疗同时也会对人体造成一定不良反应。

1) 疲劳　化疗和放疗期间,人体耗费大量能量进行自我康复。放化疗结束后,虚弱和疲劳也会随之逐渐消失。放化疗期间,食管癌患者应少做一些事。如果你感到疲劳,那么在空闲时就要少活动、多休息。晚上早睡觉,白天有可能也要休息。

2) 皮肤反应　食管癌患者放疗后,皮肤常会变得干燥。患者应把这些症状告诉医师,医师会提出建议来消除你们的不适。放疗结束几周后,多数皮肤反应会消除。所以放疗的时候应该注意使用冷水和温和的肥皂,让水流过接受放疗的皮肤,不要摩擦。衣服在接受治疗的部位不要穿得太紧。不要摩擦、搔抓敏感部位。不要把烫的或冷的东西,如热毛巾或冰袋放在接受放疗的皮肤上,除非是医师建议这样做。在接受治疗和治疗结束几周内,不要在接受放疗的部位上擦药粉、护肤霜、香水、除臭剂、药膏、洗液和家用药物,除非经过医师许可。放疗时和放疗结束后 1 年之内,不要让接受放疗的部位暴露在阳光下。如果你想在太阳下多待几分钟,就要穿上有保护作用的衣服(如宽边的帽子和长袖衬衣)以及使用防晒油。

3) 化疗毒性和不良反应的调理　如出现消化道反应,在饮食上可选择比较清淡、易消化食物。呕吐严重者,可在一定时间内暂禁饮食,以减轻胃的负担,必要时,应用止吐药物。出现骨髓抑制情况,加强病室空气消毒,减少户外活动和感染机会。肾毒性关键在于预防,化疗当天,增加饮水量,每日在 2 500 毫升以上,以加快药物及代谢产物排泄,减轻对肾脏的损伤,大剂量化疗可由静脉补充水分和应用利尿剂以利水化。化疗期患者食欲都较差,又有恶心、呕吐等反应,饮食以稀软易消化、少量多餐为好,如果进食量不够,可通过输液补充葡萄糖、维生素、氨基酸,必要时给予白蛋白。

3. 中药治疗

中药治疗食管癌的良好效果是得到多方认可的,包括中成药和中草药。其中中成药的治疗效果明确,剂量成分稳定且服

沪上中医名家养生保健指南丛书

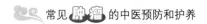

用方便,而中草药实施辨证论治,根据患者具体症状加减药量。根据本病的病因、病机和临床表现,经辨证可分为痰气交阻、痰瘀凝结、热毒伤阴、脾气亏虚4型。

4. 随访与复查

食管癌也是比较容易复发和转移的,因此,首诊治疗后必须密切随访。病期比较早的,可每3个月随访复查1次;病期比较晚的,应1~2个月随访复查1次。主要观察随访的内容如下。①临床症状:吞咽情况,有否声嘶、咳嗽、胸痛,食欲和体重的变化,等等。②体格检查:特别是颈部、锁骨上和腋下淋巴结的触摸,胸部的望、触、叩、听检查等。③肿瘤标志测定:如癌胚抗原(CEA)、鳞状上皮细胞癌抗原(SCC)、糖链抗原19-9(CA19-9)等。④影像学检查:胸部X线摄片若有异常或可疑病变,再做增强胸部CT或增强胸部磁共振,以期早期发现可能的复发和转移。上腹部B超主要检查肝、脾、肾、肾上腺和腹腔内淋巴结有否转移,若有可疑,再做上腹部增强CT。⑤食管镜或胃镜检查:根据病情需要采用,无特殊情况,一般每年检查1次。

5. 饮食与忌口

食管癌与其他肿瘤差异,不是食欲差,而是吞咽困难、不能进食,造成机体的功能下降,因此应多吃一些能进入食管的饮食,比如半流质和流质,着重半流质和全质的质量,不要限定能量,要做到营养丰富,饭菜结合,容易消化和吸取,需要时可做匀浆膳。匀浆膳是将正常人的饮食去刺和去骨后,用高速搅拌机搅成糊状,所含的营养成分与正常饮食相似,但在体外已破坏较硬的结构,容易消化和吸收,可避免长期单一的饮食,并可预防便秘。匀浆膳的要求可根据病情和个人的饮食风俗自行配制,可选择米饭、粥、面条、馒头、鸡蛋、鱼、虾、鸡肉、瘦肉、猪肝、白菜、胡萝卜、油菜、白萝卜、冬瓜、土豆,以及适量的牛奶、豆浆、豆腐、豆干等食品。

为了减轻对食管产生的刺激确保患者的营养摄入,食管癌的饮食应注意:忌食多糖,忌食烟、酒、咖啡,烟中含有尼古丁、亚硝胺有毒的致癌物质;乙醇(酒精)可以刺激激素的分泌,从而影响恶性肿瘤的易感性;咖啡因可以使体内 B 族维生素破坏;忌不良饮食,饮食宜清淡,不偏嗜,多食用富含维生素、微量元素及纤维素类食品,加新鲜的蔬菜、水果、冬菇类、海产品等;忌食熏烤食品,忌食霉烂食物和酸菜;当出现吞咽困难时,应该改为流质食品,细嚼慢咽,少时多餐,强行积压也会刺激癌细胞扩散、转移、出血、疼痛等等;当食管癌患者出现恶病质,应该多补充蛋白质,如牛奶、鸡蛋、鹅肉、鹅血、瘦猪肉、各种水果等。

6. 药膳

(1) 姜韭汁

组成:新鲜韭菜 1 500 克,鲜生姜 500 克,牛乳 250 克。

用法:将鲜韭菜洗净后捣烂,绞取鲜汁约 100 毫升,而后把鲜生姜洗净,捣烂,绞取姜汁约 30 毫升,将韭汁、姜汁和牛乳一同混合搅匀,煮沸后即可,每日 2～3 次,每次加温后慢咽 4～5 口,或酌情多饮一些。

功效:此汤有温中补虚、行气散血之功,适用于反胃、噎膈及食管癌、胃癌等症。

(2) 塘鳢鱼炖豆腐

组成:塘鳢鱼 500 克,豆腐 250 克,葱、生姜、食盐椒面、味精及绍酒各适量。

用法:先将塘鳢鱼去头和内脏,洗净,放砂锅中,加葱、生姜、食盐、绍酒、椒面和清水适量;再将砂锅置武火上浇沸,后用文火炖至五成熟时,加入豆腐块再炖,至塘鳢鱼熟烂即可。食用时,加味精少许,日服 1 次,2～3 日为 1 个疗程。

功效:此汤有补脾胃,益元气,养荣血,清热利湿之功。适用于食管癌后期噎膈。

(3) 芦桃浆

组成:鲜芦根 30 克,桃仁 9 个。

沪上中医名家养生保健指南丛书

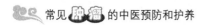

用法：先煮芦根取汁去渣，再将桃仁研末，以芦根汁调成浆，少许频频含咽。

功效：此汤有益胃降火，破血散结之功。适用于气火郁结于血分而致的噎膈反胃症。

7. 运动调适

适当的运动有助于疾病的康复，但食管癌患者要注意掌握活动量，不能操之过急，适当的运动量才会对病情的恢复有所帮助，活动量要由少到多，渐次增加，适可而止。采用运动养生，并非一朝一夕就见成效，需要一定的时间才能显现出来。

其次要注意一个人的运动项目不宜多，并不是运动项目多便会更好，一般只选 1～2 项，坚持不懈，动作必须认真，思想要集中。

在运动时要安排好时间，最佳的时间便是每日早晨锻炼，此时空气新鲜，精力充沛，全身肌肉器官也可得到充分休息，运动效果较好。不能到室外进行锻炼者，可以在室内或床上随时安排锻炼项目。

值得注意的是在运动中发现患者食欲差、失眠、体重明显下降、脉搏超过原来的 30%，这往往是锻炼过度引起或者有其他疾病，应该酌减运动量。

8. 自我保健按摩

一般认为，癌症患者在癌症活动期应禁止按摩，怕引起癌灶扩散。但癌症患者在康复期每日进行自我保健按摩，对康复十分有益。

具体的方法：采取轻推摩，四指并拢，拇指分开，放在皮肤上，先按胸部，尔后背部，再转颈后。背部靠脊柱处可半握拳，以掌和指关节向下按摩至腰部。上肢自手腕部开始，向上按摩至肩部，先按屈侧，后按伸侧，关节处按摩后加以揉捏，再主动活动，换另一侧。下肢自脚趾、脚底、脚背开始，依次向大腿方向按摩，先从前面开始，而后内侧面、后面、臀部；换另一侧按摩后，再按摩腹部。腹部自右向左沿脐做点状按压。最后是头脸部，双手置于头顶，手指插入发间，像梳头一样向后擦至颈后。再从额部向下按至口周围。全身按摩一次需 15～20 分钟。

 第四节　乳　腺　癌

【疾病概况】

乳腺癌是发生于乳腺上皮或导管上皮的恶性肿瘤，占全身各种恶性肿瘤的 7%～10%。全世界每年约有 120 万妇女发生乳腺癌，有 50 万妇女死于乳腺癌，北美、北欧为高发区，我国属于低发区，但其发病率逐年上升，京津沪及沿海地区为我国乳腺癌高发区。乳腺癌的发病常与遗传有关，40～60 岁之间、绝经期前后的妇女发病率较高，仅 1%～2% 的乳腺癌患者是男性。

乳腺癌的确切病因至今尚无定论。因为乳腺癌病因学涉及多种可能因素，因此，只能说乳腺癌的发生可能与下列一些因素有关。

（1）遗传易感性

多项研究证实乳腺癌家族史是乳腺癌重要的危险因素，有一级亲属乳腺癌家族史的妇女患乳腺癌的风险更高。亲属患病年龄越小，其乳腺癌的发生风险越高。已明确与遗传性乳腺癌相关的基因有 BRCA1、BRCA2 等。

（2）生殖因素

月经初潮年龄早、绝经年龄晚、月经周期短；第 1 胎足月妊娠年龄晚（≥35 岁），或终身未育，终身未哺乳的高龄妇女均为乳腺癌发生的危险因素。

（3）性激素

乳腺癌与性激素有关，特别是与雌激素有关。此外雄激素、催乳素、血清胰岛素样生长因子及其主要的结合蛋白等也被认

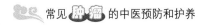

为与乳腺癌的发生有关。

(4) 营养与饮食

乳腺癌发病率的逐年上升与饮食结构的改变不无关系,近年来高脂肪、高能量、高蛋白饮食的增多导致体内雌激素含量升高,刺激乳腺增生,增加恶变的危险度。少年时期高能量饮食使生长发育加速以及月经初潮提前,导致中年以后体重增加,最终增加乳腺癌的发生率。

(5) 病毒因素

经动物实验证实,病毒颗粒可通过哺乳传染,导致乳腺癌发生。所以有些学者推测乳腺癌的病因可能为病毒,但还没有充足的流行病学依据,有待于进一步研究。

(6) 其他因素

据报道,机体抗癌免疫功能低下,使抗癌因子的免疫功能受抑制;乳房有外伤刺激,接受电离辐射等,都易发生乳腺癌。

乳腺癌属于中医学"乳岩"的范畴。中医学认为忧郁思虑、情志内伤、精神刺激可以诱发本病。冲任(内分泌)失调,阴阳失去平衡与乳岩的发生有密切关系。此外,风邪外客、排乳不畅、邪毒互结、经脉瘀滞也可导致乳岩。

乳腺癌的主要症状为乳房肿块,多为单发,以乳房外上方较常见,形态偏于圆形、椭圆形,质地较硬、边界不清,活动度差。早期不痛,晚期痛甚。如侵犯皮肤则表现为乳房皮肤橘皮样改变,乳头内缩下陷,或乳头血性溢液、癌性湿疹等表现。晚期可出现皮肤溃破如熟石榴状,腋下淋巴结大,全身消瘦、贫血、恶病质等。可发生肺、胸膜、肝、脑、肾、骨骼等处转移而出现相应症状。

中医学从整体出发治疗乳腺癌,讲究辨证论治。总的治疗原则是扶正祛邪,调理冲任,平衡阴阳。临床上乳腺癌最常见的中医证型有两种,一为阴虚火旺型,二为气阴两虚型。其中阴虚火旺型最为常见,以潮热盗汗、咽干口燥、心烦失眠、腰膝酸软,舌质红,少苔,脉细数为主要表现,这和乳腺癌高发于绝经期前后的妇女,多伴有更年期综合征相似。此型治疗多从滋阴泻火,解毒散结入手,每每获效。气阴两虚型以神疲乏力、少气懒言、口干心烦,舌质淡红,体胖,边有齿印,苔薄白,脉细软为主要表现,治以益气养阴,解毒散结为主。

乳腺癌的预后主要决定于肿瘤的生物学特性以及宿主与肿瘤的相互作用。一般来说,肿瘤直径>2 cm,乳头及皮肤受肿瘤累及,局部有复发,腋下淋巴结有转移,雌激素(ER)、孕激素(PR)阴性、表皮生长因子受体2(HER2)阳性,手术切缘阳性,血管、淋巴管有癌栓的预后较差。这类患者在手术后应十分重视治疗和预防。

✚【养生指导】

乳腺癌的养生指导原则:针对与乳腺癌发病相关的因素,如饮食营养、生活方式、婚姻、生育、哺乳等采取相关预防措施。学习自我检查,定期筛查,做到乳腺癌早发现、早诊断、早治疗。发病后注意心情调畅,配合治疗,积极锻炼,合理饮食,坚持随访。

一、发病前预防

1. 调整饮食结构

饮食结构提倡均衡、多样化,注意多食杂粮,荤素搭配,以保证身体所需的营养素和各种必需氨基酸、锌等微量元素。不要盲目地为了增加营养而摄入过多的高脂肪、高能量、高蛋白的饮食,要少吃肉类、黄油、甜食、煎烤类食物,多吃鱼、蔬菜、水果、胡萝卜素等,做到不吸烟、少饮酒。注意饮食的多样化,防止缺碘、缺硒以及缺锌、铜、锰等微量元素。

高脂肪的膳食能使胆汁分泌增多,产生雌激素也随之增多,改变了内分泌的环境,增强了雌激素对乳腺上皮的刺激,这样就会可能增加了发生乳腺癌的危险性。高能量、高蛋白的摄入,肥胖和体重增加,雌激素水平亦升高。避免过多高脂肪、高能量、

沪上中医名家养生保健指南丛书

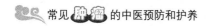

高蛋白的食物的摄入,能减少体内雌激素的生成,防止性早熟,预防月经初潮过早,经期延长,绝经推迟,从而降低乳腺癌的发病率。

2. 适龄婚育,提倡母乳喂养

有关资料表明,从未生育的妇女患乳腺癌的危险性比已生育的妇女高 30%;35 岁以上的妊娠初产者患乳腺癌的相对危险性是 30 岁以下妊娠初产者的 3～4 倍;未哺乳的妇女患乳腺癌的危险性比哺乳期妇女大 1.5 倍以上。由于雌激素是乳腺癌发生的重要刺激因素,而孕激素则是一种保护因素,所以妊娠及哺乳可以通过延长孕激素的保护作用时间,相应地缩短雌激素的刺激作用时间,进而降低乳腺癌的发病危险性。故提倡适龄结婚、生育,首次生产年龄不超过 35 周岁,生育后建议母乳喂养 6 个月以上。

3. 避免多次人流及长期口服避孕药

人工流产因突然中止妊娠,卵巢分泌激素骤然下降,乳腺突然停止生长,导致腺泡萎缩,这是一种逆生理状态。除了导致卵巢功能失调外,还可能造成乳腺淤滞,引起肿块,发生多种乳腺病、乳腺癌的可能性也就增多。因此,多次人工流产对身体健康是有害的,对乳腺癌发病也有关系,应该注意主动避孕,避免多次人工流产。

在 25 岁以前口服避孕药 6 年以上者,发生乳腺癌的危险性要比正常人高 5 倍,没有生育过的妇女,服用避孕药亦增加乳腺癌发病的危险。目前,虽然还没有足够的证据肯定避孕药和乳腺癌发生的关系,但建议在初产第 1 胎前及有乳腺癌家族史者都不宜口服避孕药。

4. 定期检查,防患于未然

学会定期自检乳房,达到早期发现、早期诊断、早期治疗的目的。具体方法为:选择每次月经干净后的第 3 天作为自检的时间,每 3 个月自检 1 次。检查时将身体躺平或者直立,手放平,用 4 个手指按压自己的乳房,每个位置都要触摸到。方向可以是顺时针或逆时针,按压的力度可以由轻到稍重,以不要压痛为准。乳房摸上去应该柔软如棉,如果摸到一些结节,和周围边界可能模糊、也可能很清楚,但质地远比其他部位的松软感觉要有韧性得多,而且在对侧乳房的同样部位没有这种发现,有时还有乳头糜烂、溢液,可以认为是异常表现,应请专科医师进一步检查。

除自检外,凡 30 岁以上妇女,最好每年请专科医师检查 1 次;40 岁以上妇女,每半年请医师检查 1 次,以便及早发现病变,防患于未然。

5. 加强高危人群的筛查

乳腺癌的筛查就是在一定的人群中,即乳腺癌的高危人群中进行检查。所谓的高危人群是指:①有乳腺癌家族史特别是患者的母亲或姐妹曾患乳腺癌;②月经初潮过早(12 岁以前),闭经迟(52 岁以后);③40 岁以上未孕或第 1 胎在 35 岁以后;④曾患一侧乳腺癌者,尤其是小叶原位癌,则其对侧乳腺具有高危险因素;⑤曾患乳腺囊性增生病;⑥有过多的 X 线胸透或胸片检查史者;⑦曾有子宫出血或子宫体腺癌者;⑧肥胖患者,尤其绝经后显著肥胖或伴有糖尿病者。乳腺癌平均发病年龄为 47.9 岁,发病范围为 20～86 岁,发病数从 30 岁开始上升,以 40～54 岁为高峰。因此,可在 30～64 岁这一年龄段中对高危人群进行筛查。间隔时间以 1.5～2 年为宜,筛查的第 1 步为乳房的局部检查或辅以 B 超、钼靶摄片、磁共振检查等,以决定选择需要进一步检查确诊的对象。

6. 保持心情愉悦、健康的生活作息

临床统计数字显示,90% 以上的肿瘤患者与精神、情绪有直接或间接的关系。中国科学院心理研究所的研究结果也表明,现代生活中,工作和学习上的长期紧张、工作和家庭中的人际关系的不协调、生活中的重大不幸是致癌的 3 个重要因素。2000

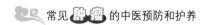

多年前,古罗马的盖伦医生就知道患乳腺癌的妇女常患有抑郁症。现代医学证实,抑郁消极的情绪可使催乳素分泌过多,而致乳腺癌。我国中医在《外科正宗》中对乳腺癌的病因分析,认为"忧郁伤肝,思虑伤脾,积想在心,所愿不得,致经络痞涩,聚结成核",精神因素与人体免疫功能密切相关。长期精神抑郁,可使机体免疫功能受到抑制,进而影响免疫系统识别和消灭癌细胞的监视作用,易导致癌细胞转化和突变。所以要时常保持心情舒畅,尤其在月经期前后避免精神刺激、郁怒等,对预防乳腺癌有关键作用。

此外,健康的生活作息也很重要。研究发现,长期暴露于人造灯光下是增加患乳腺癌风险的一个原因。人造灯光抑制了人体内褪黑激素的分泌,这种激素通常在黑夜时才会产生。人体内褪黑激素含量低,不仅会刺激乳腺癌细胞的生长,还会促使易导致乳腺癌的雌激素的分泌。故不熬夜,每日保证充足睡眠是乳腺健康的重要保障。

7. 积极参加体育锻炼

生命在于运动,规律的体育锻炼可控制体重,增强机体抵抗力,调整内分泌,这对预防乳腺癌有很大帮助。哈佛大学的一项研究报道表明,18岁以后体重迅速增加的妇女,与那些长期保持标准体重的妇女相比,其更年期后患乳腺癌的危险率几乎高一倍。美国Wisconsin大学的Sprague等研究发现,在同样没有乳腺癌家族史的妇女中,每周积极参加体育活动(平均>6小时)的女性与不参加者相比,患侵袭性乳腺癌危险的比值比降低23%($P=0.05$)。挪威一研究机构对25 624例妇女进行调查后发现,那些每周至少运动4小时的妇女其患乳腺癌的概率降低了37%。最近,美国国家癌症协会会刊上发表的一项研究报道指出,运动可以使更年期前后妇女乳腺癌的发病率减少60%。

积极参加体育锻炼,如跑步、游泳、舞蹈、打羽毛球等,还能显著改善情绪。经常运动的人很少会有抑郁、消极的坏心情。

世界癌症研究基金会也建议妇女每日至少做 30 分钟运动,以降低罹患乳腺癌的危险。所以,为了你的健康,现在就运动起来吧!

二、发病后养护

1. 调整心态

统计表明,有 30%～40%的乳腺癌患者存在着明显的心理压抑和精神障碍,主要表现为焦虑、紧张、恐惧和一定程度的性功能紊乱。很多女性主动要求全切乳房,担心癌症会扩散、复发。而由此造成的身体上缺失也让这些女性的焦虑、抑郁等负面情绪加倍。中医学认为,心理压抑会导致气机紊乱、气血循环不畅通,加重癌细胞的扩散,导致短期内复发。所以首先要减轻患者的恐惧心理,让她们了解乳腺癌是癌症中治疗效果最好的癌症之一,绝大多数患者生命期较长,特别是一些早期乳腺癌,5年治愈率可达 90%以上。一般患者经过治疗可重返工作岗位。克服消极情绪后,要以坚强的意志克服治疗中出现的一切毒性和不良反应,坚持不懈地参加各种体能锻炼。系统治疗结束后多参加一些社会活动,如抗癌俱乐部、癌症康复协会等,多接触积极正面的环境和信息,保持心态的乐观,情绪的稳定,良好的人际关系和社会交往,不但可以巩固临床的疗效,同时,也是临床治疗的继续。

2. 了解疾病的知识,配合治疗

多了解一些疾病的知识,以更好地配合医生治疗。乳腺癌的病情由轻至重分为 0～Ⅳ 期。手术是 Ⅰ、Ⅱ 期和部分 Ⅲ 期乳腺癌的主要治疗手段。

接受保乳手术的患者,如属于以下一种或几种情况,术后需接受全乳放疗:①早期乳腺癌;②肿瘤直径≤4 cm;③只有一处发现肿瘤;④边缘清晰。

接受改良根治术的患者,如存在以下一种或几种情况,需接

沪上中医名家养生保健指南丛书

受术后放疗：①肿瘤直径≥5 cm；②癌细胞已扩散至淋巴管或血管；③切缘呈阳性；④肿瘤侵及皮肤。

手术和放疗均属于局部治疗，而乳腺癌确诊时，可能已有部分癌细胞逃逸至机体其他部位，但还没有形成病灶。这就意味着在手术和放疗范围以外的其他部位可能存在潜在的转移病灶，这部分漏网之鱼会成为术后复发和转移的元凶，这时就需要化疗帮忙。化疗的优势在于它是一种作用于全身的治疗方式，给药后，药物可以随血液到达机体任何部位，从而将这部分漏网之鱼揪出并杀灭。

内分泌治疗取决于激素受体情况。原则上讲，一旦病理检测激素受体为阳性[雌激素(ER)和(或)孕激素(PR)阳性]，均适合接受内分泌治疗。需要注意的是：绝经前与绝经后采取的内分泌治疗是不同的。尚未绝经者，医师可能会先采取卵巢去势(使卵巢不再分泌激素)的内分泌治疗，而后再给予内分泌治疗药物；已经绝经者，内分泌治疗则以药物为主。因此，一定要根据自己的月经情况来选药。内分泌治疗的时间较长，通常为3～10年，主要取决于具体药物，常用的内分泌治疗药他莫昔芬(三苯氧胺)的治疗时间一般为5年。

靶向治疗是指专门针对癌细胞的某个蛋白分子或基因片段进行攻击，从而达到杀灭癌细胞的治疗目的。与化疗相比，靶向治疗对正常细胞的伤害比较少。如果病理检测出HER2水平呈阳性，则需要接受以曲妥珠单抗(赫赛汀)为基础的靶向治疗。因为，与普通乳腺癌相比，HER2阳性乳腺癌疾病侵袭性强，易复发，且对化疗不敏感，对部分内分泌治疗药物的疗效也不佳，只有采取靶向治疗才能有效控制疾病。但该类药物价格昂贵。

中医中药在治疗乳腺癌方面经验丰富，尤其在提高机体免疫，减轻放化疗毒性和不良反应及防术后复发转移上有其独特的优势。放化疗期间，多数患者会出现食欲减退、恶心呕吐、脱发、白细胞数下降、肝肾功能损伤等毒性和不良反应，服用健脾和胃、补精生髓的中药能有效减轻放化疗不良反应,为疗程的顺利完成起到保驾护航的作用。此外,尽管经手术切除了局部病灶,放化疗又尽可能地消灭了残留的癌细胞,但最终仍有一小部分癌细胞不可能被上述综合疗法彻底消灭。且手术、放化疗结束后,机体免疫机制受到不同程度损伤,免疫监视功能的削弱会导致残留癌细胞死灰复燃,出现复发转移,严重影响患者的预后。此时及时服用益气养阴、滋阴泻火的中药,能扶助正气,尽快恢复免疫机制的平衡,同时结合清热解毒、化痰散结、活血软坚的中药可积极控制肿瘤生长,预防肿瘤的复发和转移。因此,雌激素受体、孕激素受体阴性的患者术后更应积极运用中医中药治疗,对防止复发和转移是有益的。

3. 患侧上肢功能恢复

很多乳腺癌患者手术中会接受淋巴结清扫,术后容易出现患侧上肢功能障碍,多表现为上肢淋巴水肿,肩关节运动不便、无力,或运动后特别容易感觉疲劳等。这主要源于手术对于淋巴管的损伤造成淋巴回流不畅,导致水肿发生,限制手臂活动;同时,手臂活动不方便又会增加水肿的危险,最终造成恶性循环。建议术后功能锻炼最好是在腋下切口处瘢痕组织尚未形成时开始,否则瘢痕组织一旦收缩,将影响肩关节活动,那时再锻炼,效果也不太理想。乳腺癌术后功能锻炼应该持续半年以上,前3个月尤其重要。患者应在专业医护人员指导下,坚持锻炼,再辅以步行、慢跑等常规运动,同时进行穿衣、梳头等日常生活锻炼。

4. 坚持随访,定期复查

癌症是一种特殊的疾病,虽然在医院接受有效的正规化根治性治疗后,临床痊愈康复出院,但仍存在复发或转移的可能。故一定要坚持定期随访,不仅能及时发现肿瘤的复发或转移,及时给予治疗和控制;还能及时疏导患者不良情绪,使癌症治疗的"后遗症"减少至最小。

一般情况下,治疗结束前 2 年,每 3 个月随访 1 次;后 3 年,每 6 个月随访 1 次;5 年以后,每年随访 1 次。推荐的随访检查项目如下。

1) 体格检查　每月自行乳房、胸壁和腋窝检查,发现异常及时就诊。

2) 乳腺钼靶摄片检查　每年 1 次。

3) B 超检查　每 3～6 个月 1 次,项目由临床医师决定。

4) 其他常规项目检查　包括肿瘤标志、骨扫描、X 线胸片、CT、MRI 等,具体请咨询医师。

5. 饮食与忌口

俗话说,"三分治七分养",饮食调理是乳腺癌康复中的重要一环。乳腺癌患者除了要注意平衡营养外,还应做到不吃或少吃可能含致癌成分的食品,如油炸、火烤、烟熏及腌制的食物。同时可以多吃含有抗癌成分的新鲜蔬菜和水果,比如富含维生素 C 的西红柿、橙子、山楂、猕猴桃,富含维生素 A 的胡萝卜、莴笋,富含矿物质的香菇、银耳等。注意多吃天然、野生的食物,少吃人工复制或精加工的食品。

忌口方面,要做到科学而不盲从。既不能过于苛刻影响必须营养素的摄取,又不能太过无所谓而损害健康。由于乳腺癌的发生与性激素有关,故一些含有激素类的食物、药物,以及易转化为雌激素的高脂肪、高蛋白饮食,如黄油、甜食、煎烤类食物等都要忌食。

目前,较有争议的是否需要忌口的有鸡、海鲜、羊肉、狗肉、黄豆及豆制品。通常认为,动物类食品所含的雌激素成分,主要有雌二醇、雌三醇、雌酚等,由卵巢合成或人工合成,乳腺癌患者不宜食用。传统意义上的鸡是吃谷、米、小虫之类饲料长大的,并无忌口必要。但是目前市场上出售的鸡,由于不法商贩在饲料中添加了激素,导致鸡肉中激素残留,就对健康有害了。植物类食品中所含的类似雌激素的成分,其实是异黄酮活性成分,属天然植物雌激素,结构与女性体内的雌激素相似,可起到模拟干扰、双向调节内分泌水平作用,如黄豆、豆制品、小麦、黑米等,多食对健康有益。

羊肉、狗肉属大热食品,多食易上火,属阴虚体质的患者不宜服用。若乳腺癌患者无口干潮热、舌红少苔等阴虚证状,则无须过分忌口。同时,中医认为在放化疗期间,患者易出现热毒内盛、阴虚火旺或脾虚湿滞之证,故热性食物应尽量忌食。

海鲜类食物含丰富营养,目前尚无科学依据证明其能刺激肿瘤生长,因此,除过敏性体质外,大多患者是食之无妨的。

此外,食品中含有类生长激素的成分,能刺激生物生长、发育者,也不宜病后食用。如哈士膜油、蜂皇浆、蜂胶、抗衰老等保健品及护肤品,因含有此类激素需忌用。

6. 积极锻炼有益身心

乳腺癌患者在康复期间,坚持参加适度的锻炼,不仅可以提高身体素质,同时也能改善心理状态。最佳的有氧代谢运动是步行,简单的参照标准是"三、五、七",即每日中速步行3千米,30分钟以上,每周运动5次。运动的强度以运动后身体表面出微汗,心率+年龄达到170为宜。这个运动量相当于一般人中等强度的运动。其他形式的运动如气功、太极拳、八段锦、骑自行车、游泳、跳舞都很好,其中气功的静功就是把放松和意守密切结合在一起,不论站着、坐着、躺着都可以做到放松和意守,坚持每日练功,定时地高度放松自己,不仅能使全身轻松舒坦,忘却疼痛,同时也调整了身体内部气血阴阳的运行。以意领气与癌症做斗争,常可收到药物达不到的效果。患者可以根据自己的喜好来选择,只要坚持运动就有益。

7. 针灸及中药足浴

针灸的作用在于调和阴阳,疏通经络,扶正祛邪。正如《灵枢·根结》篇说:"用针之要,在于知调阴与阳,调阴与阳,精气乃光,合形与气,使神内藏。"乳腺癌患者运用针灸可起到调节内分

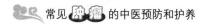

泌,增强体质,控制疾病的作用。常选穴位:乳根、肩井、膻中、三阴交、足三里、心俞、脾俞、膈俞。配穴:肩外俞、秉风、魄户、神堂、胆俞、意舍。虚寒者可加用灸法,穴位同上。

　　足部作为人体的"第二心脏",分布着丰富的神经组织。通过中药足浴可以有效促进血液循环,调节神经系统,加速机体新陈代谢,达到强身健体、祛病延年的功效。推荐给乳腺癌患者的足浴方:生地 15 克,山萸肉 12 克,知母 15 克,黄柏 9 克,八月札 15 克,蛇六谷 30 克,石见穿 30 克,蜂房 9 克,制香附 9 克。足浴方法:煎药后去渣留药汁,调节水温在 40～50℃,浸入双足。开始时水量不宜过多,浸过脚趾即可。浸泡一会儿后,再逐渐加水至踝关节以上,水温保持在 60℃ 左右。同时两脚不停地活动或相互搓动,以促进水的流动。每次持续 20～30 分钟,以身体感到微热为宜。

沪上中医名家养生保健指南丛书

第三章
消化系统恶性肿瘤

第一节 胃 癌

【疾病概况】

胃癌是发生于胃黏膜上皮细胞的恶性肿瘤,是全球排名第2位的常见恶性肿瘤,中国、日本、韩国为胃癌的高发区,约占全球总数的2/3,在我国上海近年胃癌发病率有所下降。据统计,我国每年新增胃癌病例近40万,占世界总发病人数的42%;年死亡人数约30万,占全球胃癌年死亡人数的1/3。我国整体上属于胃癌高发区,其也有明显的地区差异,如我国西北、东北、江苏、浙江沿海一带为胃癌高发区,而中南、西南尤其是广西,胃癌发病率低。胃癌可发生在任何年龄,大多在40~69岁之间,30岁以前较少见。

胃癌的发生涉及多种因素,目前认为胃癌的发生与下列因素有关。①遗传因素:胃癌有家庭集聚性已为一些研究所证明,主要与血缘关系(直系亲属和兄弟姐妹)有关,其次才是共同生活史。②胃部疾患:胃部某些疾病,如胃息肉、胃溃疡、慢性萎缩性胃炎、肠上皮化生等,有学者认为此类疾病有可能是癌前病变。③饮食因素:胃癌高发区居民多吃烟熏的肉干、咸鱼、鱼露和蟹酱等高盐食物,已证实高盐对胃癌的发生和发展有促进作

沪上中医名家养生保健指南丛书

用。此外,喜吃热烫饮食、进快食、三餐不定时和喜吃熏腌饮食等都有可能引起胃黏膜的损伤,而成为胃癌的发病诱因。④亚硝胺类化合物:由于亚硝胺类化合物有很强的致癌性,动物实验已证明可诱发胃癌,而该化合物的前身——二级胺及亚硝酸盐在自然界中分布很广,并且可以在适宜的酸度(pH1~3)或细菌的作用下合成亚硝酸类化合物,所以亚硝酸类很可能是人类胃癌的致病因素之一。⑤地理环境因素:不同地区和种族的胃癌发病率存在明显差异。有些资料说明胃癌多发于高纬度地区,距离赤道越远的国家,胃癌的发病率越高。也有资料认为其发病与沿海因素有关。这里有不同饮食习惯的因素,也应考虑地球化学因素以及环境中存在致癌物质的可能。

胃癌属中医学"胃脘痛"、"噎膈"、"反胃"、"伏梁"、"积聚"等范畴。中医学认为胃癌是涉及整体的全身性疾病的局部表现,是由于长期饮食不节、情志失调、劳倦内伤或感受外来邪毒,引起机体阴阳平衡失调,脏腑经络功能失常,出现食滞、气郁、血瘀、痰结、邪毒内塞等一系列病理性改变,最终导致肿瘤形成。

早期胃癌多无明显的症状,随着病情的发展,可逐渐出现非特异性的、酷似胃炎或胃溃疡的症状,如上腹痛或饱胀不适,消瘦,食欲减退及呕吐、呕血或黑便。部分患者消化道症状不明显,而以腹部肿块或转移灶的症状为主诉,甚或初次就出现急腹症症状。晚期患者常伴有贫血、下肢水肿、发热、恶病质等。

中医治疗胃癌的主要治疗原则为健脾和胃,补气养血,理气散结,软坚化痰。根据临床的经验总结,胃癌的病理改变可以分为3个阶段:初起多由情志不遂、肝气不舒或饮食不节,损伤脾胃,致肝胃不和,脾胃气滞,这一阶段病情较轻,治宜疏肝和胃,理气健脾;若贻误病情,继而肝气郁结,气机失调,阻于血络,血滞成瘀,痰瘀互结,日渐成积,此为第2阶段,此时应疏肝理气,化瘀通络;由于失治误治,病情迁延,久则阳气耗损,气血瘀结,同时脾胃失调,气血生化无源,致气血不足。另一方面由于恶血不去,新血不生,久则癥瘕形成,病情加重,此时患者气血大亏,脾胃虚弱,痰瘀互结,形成本虚标实之证为第3阶段,应当采取健脾和胃,活血益气,化痰散结的治疗方法。

在影响胃癌预后的诸多因素中,病灶的浸润深度和淋巴转移是最重要的因素。其次是治疗方法,包括手术类型、淋巴结清扫范围、综合治疗措施的应用等。其他如肿瘤的病理类型及生物学特征,患者的年龄和性别等,对预后也有一定的影响。据报道,胃癌的5年生存率为20%～30%。而早期胃癌的5年生存率、10年生存率则分别可以达到95%和90%。

✚【养生指导】

正常胃黏膜经过多个阶段步骤发展至胃癌是一个长期的过程,因此针对胃癌的发病诱因进行早期预防非常重要;由于80%的胃癌早期无特异性症状,给诊断带来了困难,因此切不能放过任何蛛丝马迹,早期发现、早期诊断才能实现早期治疗,并应坚持随访和复查。而晚期胃癌的综合治疗强调多学科协作的综合治疗模式,尽可能地改善症状、减少不良反应并延长生存期。

一、发病前预防

1. 合理饮食,养成良好的生活习惯

虽然至今尚未真正明了胃癌发病的具体病因,但其发生与不良饮食和生活习惯密切相关,除了保持良好的健康心态,注意饮食卫生,不吸烟、不酗酒、适当运动之外,尤应注意尽可能少进食盐腌、烟熏、油炸、烘烤的食物,变质发霉的食物可产生黄曲霉素,有强烈的致癌作用。蔬菜搁置过久,在细菌的作用下会产生亚硝酸盐,可转化成强烈致癌物质亚硝胺,是引发胃癌的元凶。还要注意饮食行为,不应过度饮酒,吃过咸、过热食物,进食速度过快、囫囵吞枣、三餐不定时、饥饱无度等,都会损伤胃黏膜,增

沪上中医名家养生保健指南丛书

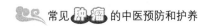

加诱发胃癌危险性。因此，从预防角度来说，应当改变这些不良
饮食习惯，平时注意饮食有节，膳食平衡合理，多吃些富含维生
素、微量元素、蛋白质、纤维素食物；油腻、动物脂肪及甜食要
少吃。

2. 重视"胃病"，及时就诊

很多患者会认为"胃病是多年的老毛病，自己吃点药就可以
了"，这是一个很大的误区。研究表明，早期胃癌患者80%没有
特异性症状，极易与一些胃炎、胃溃疡等胃病相混淆。所以，千
万不要自以为是地根据既往经验和症状来判断自己的疾病，自
行买药解决，这是非常不科学的，极有可能干扰胃癌的早期诊
断。而且胃癌本身就是从萎缩性胃炎经过肠上皮化生、不典型
增生等阶段进展而来，慢性胃病患者更应重视任何症状的变化，
及时就诊。

即使临床上诊断是胃炎，仍要积极治疗，不能轻视。幽门螺
杆菌(Hp)是人类目前感染的最普遍的细菌，不仅是慢性胃炎、
消化性溃疡的主要病因，其感染还与胃癌、胃黏膜相关淋巴样组
织淋巴瘤的发生密切相关，已证明幽门螺杆菌感染者发生胃癌
的危险性是无感染者的3～6倍，因此，一般对于有症状的慢性
胃炎、胃溃疡患者，应该及时就诊并进行根除Hp的治疗。

3. 提高警惕，增强对早期胃癌的认识

目前普遍认为慢性萎缩性胃炎、胃溃疡、胃息肉及恶性贫
血、胃大部分切除术后的患者以及有胃癌家族史等为易患胃癌
的高危人群，此类人群不仅需要提高警惕，而且需要对胃癌早期
症状有一定的认识，定期到医院进行检查。

胃癌早期无特异症状，也无明显的体征，与许多慢性胃炎表
现相似。但如原有症状发生变化，切不可掉以轻心。现已知道，
早期胃癌发展至进展期胃癌，常需历时2年以上；而大部分早期
胃癌均同时伴有早已存在的萎缩性胃炎或胃溃疡病等背景性疾
病。故有一定的消化道症状，遇有下列情况之一者均应警惕胃

癌的可能性,并作进一步检查:原因不明的食欲不振,上腹不适,消瘦特别是中年以上患者;原因不明的呕血、黑便或大便隐血阳性者;原有长期慢性胃病史,近期症状有明显加重者;中年人既往无胃病史,短期出现胃部症状者;已确诊为胃溃疡、胃息肉、萎缩性胃炎的患者,应有计划地随访,伴有癌前病变应定期复查;多年前因胃良性疾患做胃大部切除,近期又出现消化道症状者;上腹压痛,饱满,紧张感或触及包块者;锁骨上窝淋巴结大者。

4. 走出认知误区,保持平和心态。

很多患者在对于胃癌的认知上存在一定的误区,导致不能及时就诊和治疗,延误控制病情发展的时机。如多数人常觉得"胃病与青年人无关",但据国内多家医院报道,35 岁以下年轻人的胃癌发病率已经高达 6%～11%,且恶性程度较高。由于现在年轻人学习工作压力大,休息、饮食不规律,胃溃疡等胃病发病率并不低,所以,当出现不明原因的胃病症状时,要及时去医院检查。

此外,有很多患者由于对胃镜检查存在一定的恐惧心理,认为胃镜检查十分痛苦而拒绝检查,主动要求医师药物治疗。这时充分了解胃镜的安全性和必要性,消除心理恐惧就显得十分重要。

二、发病后养护

1. 积极进行治疗,控制病情发展

临床上经常会听到"得了胃癌就治不好了,化疗受罪,肿瘤长得更快"这样的说法,其实大多数恶性肿瘤只要早期诊断和治疗都有可能治愈。只要及时发现,50% 患者可能通过手术完整切除肿瘤。资料显示,早期胃癌只要及时治疗,5 年生存率可达80%～90%。即使对于不能切除的胃癌,虽然难以达到治愈的目的,但是仍可能通过化疗减轻症状,改善生活质量。医学研究发现,接受全身化疗的晚期胃癌患者的中位生存期为 10～12 个月,而仅接受支持治疗者中位生存期仅 6 个月。虽然化疗可能导致一些不良反应,但是多数都能通过药物控制,如果能够控制肿瘤生长,最终会给患者带来益处。

很多胃癌患者常常产生恐惧、担忧,影响了正在进行的治疗,甚至加速了病情的恶化。因此对于胃癌的治疗抱有积极的态度,对控制病情是很有帮助的。患者可以根据自身情况通过与家人朋友聊天谈心以淡化内心的忧虑,也可以通过练习健身操、气功、太极拳等方式来转移注意力,既可强身健体,使得身心状况得到改善,又可配合治疗,有效地控制疾病的发展。

2. 积极配合医师,选择合理治疗方法

胃癌临床分期按照病情由轻至重分为 0～Ⅳ期。不同的分期,医师选择的治疗方案也不相同。目前胃癌的治疗仍以手术为主,术后根据不同的病理检查结果,辅以药物治疗。胃癌的治疗原则:胃癌根治性手术后,病理检查癌细胞分化良好,可以不做化疗,Ⅱ期患者术后应做化疗。Ⅲ期胃癌根治性手术后应该化疗、中药联合治疗,必要时辅以放疗。Ⅳ期胃癌,只要原发病灶允许,患者一般情况能承受麻醉和手术,应争取做姑息性切除术,以提高患者的生活质量,术后辅以中药或化疗。

(1) 手术

是胃癌的首选方法。由于胃癌诊断和治疗水平的提高,手术适应证较前相应扩大,目前除了原发灶巨大、固定,腹内脏器广泛转移,伴血性腹腔积液和呈恶病质外,只要患者全身情况许可均应给予剖腹探查的机会。有时即使有远处转移,如锁骨上淋巴结转移,但患者伴有幽门梗阻、穿孔等严重并发症而一般情况尚能耐受手术者,亦应予以姑息性手术的机会,以缓解症状,减轻痛苦。

(2) 化疗

胃癌切除术后除少数患者外,大多需行术后化疗。其原因系术后可能残存有癌细胞,或者有的胃癌手术难以完全清除,或者通过淋巴或血液系统存在转移病灶。实践证明胃癌术后配合化疗与单纯性手术比较,前者生存期要长,术后复发较少。Ⅰ期肿瘤浸透肌层或有区域淋巴结转移,Ⅱ期建议术后同步化放疗。Ⅲ期、Ⅳ期胃癌建议在术后同步化放疗的同时,也可以考虑术前同步化放疗。晚期胃癌不能手术切除,或仅有一部分可以行姑息切除术。有研究表明,体力状况好的进展期胃癌患者能从化疗中获得超过6个月的额外生存益处,同时化疗并不会降低患者的生活质量。由此可见,化疗已成为晚期胃癌的主要治疗方法。

(3) 放疗

胃腺癌放射敏感性低,单独放疗或与化疗综合治疗后肿瘤缩小 50% 以上的只占 60%,肿瘤完全消失者仅 10%,因此,胃癌不能单独用放疗来根治,放疗在胃癌治疗中的作用主要是辅助性的或姑息性的,多用于综合治疗。放疗的主要形式有术前放疗、术中放疗、术后放疗和姑息性放疗等 4 种。据文献报道术前放疗可使根治手术切除率提高 20% 左右,使中晚期胃癌 5 年生存率提高 10%～25%。根除不充分的患者,术后防治放疗对局部和区域转移有一定的疗效。

3. 应突出中西医结合治疗优势

有效的中西医结合治疗方案对于改善进展期胃癌患者的生存质量和延长生存期具有重要的临床意义。几十年来,外科手术、放射技术的完善及有效抗肿瘤药物的大量出现,提高了胃癌的治愈率,但同时也带来了一系列医源性疾病,如胃肠道反应、骨髓抑制等,因此,保护机体抵抗力就变得尤为重要。中医中药在扶正培本,提高机体免疫力,改善生存质量,防止放化疗的不良反应方面日益受到重视。

胃癌在中医学中的辨证分型往往相互交错,所以应当根据辨证各有所侧重。初期治以辛开苦降,寒温并用,选用小陷胸汤加味。若病及肝,可合用逍遥散或左归丸加减。中期治以补虚降逆、消痰涤饮,用旋覆代赭汤加减,若体虚纳减用香砂六君子汤加减。对于晚期患者和接受放化疗的患者要注意益气养阴,健脾补肾,调理脾胃,养血活血。选用补中益气汤、理中汤加味。无论何种情况,清热解毒、理气散结要贯穿始终。祛邪药常用野葡萄藤、藤梨根、夏枯草、绿萼梅、八月札等。并以辨证与辨病相结合,选用 3～5 味抗癌中草药,如半枝莲、半边莲、白花蛇舌草、山慈姑、白英、龙葵。对于术后的辅助治疗,因胃癌患者本身消化道功能减弱和免疫功能降低,经过手术打击后这些症状更加严重,需配合扶正补气的中药治疗,提高患者免疫能力及防止肿瘤复发和转移,促进患者尽快康复。推荐给患者健脾散结方剂以供参考:黄芪 30 克,党参、茯苓、丹参、莪术、白术、八月札各15 克,枳壳 10 克,蒲公英 30 克,藤梨根 30 克,野葡萄藤 30 克,陈皮、炙甘草各 5 克。对治疗胃癌术后有良好的疗效。

4. 重视饮食调护

中医历来重视饮食调护,素有"药疗不如食疗"之说。运用中医理论制订个性化的"养胃食谱",对于病情的控制和患者的康复都有着积极的意义。饮食调护应遵循以下几条原则。

(1) 因人而异

根据患者平素体质和病情的不同选择饮食,脾胃虚寒者宜多食性味辛热的食物,如葱、姜、韭菜、蒜等;脾胃虚弱者宜食健脾和胃之品,如红枣、山药、扁豆、莲子肉等;胃热素盛者宜食甘寒生津之品,如梨、藕、甘蔗、蜂蜜等;气机阻滞者宜多食健胃理气之品,如萝卜、佛手、金橘等。

(2) 饮食有节

饮食有节,就是节度与节制,饮食要以适量为宜,过饥过饱都会发生疾病。因此,要养成细嚼慢咽、定时定量的饮食习惯,一般患者每日三餐即可,或可采用少食多餐。每餐应以七分饱为宜,勿到十成饱,使胃形成自然的作息规律,有助于脾胃运化功能的恢复,同时也减轻了食物对胃的机械性刺激,并能保持良好的食欲。不可过饥后而进食,以免胃酸分泌过多而刺激胃黏膜。三餐的分配也要合理,早餐应吃得好,午餐要吃得饱,晚餐宜吃得少。尤其是早餐更为重要,因为清晨胃处于一个空虚状态,而胃液对空虚的胃黏膜有"消化"作用,易引起胃溃疡、胃炎、胆道疾患等。晚餐后患者活动减少,应避免进食难消化的食物,以免食滞不消,损伤脾胃。

(3) 平衡膳食

饮食主要依靠脾胃消化吸收,如饮食失宜,首先会损伤脾胃,尤其对于消化系统患者来说,选择适当的饮食能起到"祛病而安脏腑"的作用。因为合理的饮食调节,可抑制胃酸的分泌,减轻胃的负担,保护脾胃的功能,从而改善全身营养状况。

(4) 其他

胃癌患者应多食新鲜果蔬,其中富含的维生素 C 及 β 胡萝卜素能阻断强致癌物的合成,抑制其活化,促进其代谢,并刺激体内抗肿瘤免疫系统。维生素 E 也有抑制致癌物和增强免疫力的作用。适当增加蛋、奶、鲜鱼、鲜肉的摄入量,这些食物有一定的胃黏膜保护作用。提倡适量食用一些大蒜,可降低胃内亚硝酸盐和真菌的含量,并有抑制致癌物的作用。

5. 坚持随访,定期复查

手术切除对于胃癌的治疗至关重要,但不是伤口愈合便万事大吉,术后仍应坚持定期复查。

患者头半年应每月复查 1 次,及时向医师介绍饮食情况,二便情况,体重增减情况,如发现问题,应给予对症治疗。此外患者应每月检查 1 次血常规(包括红细胞、白细胞、血小板及血红蛋白等)、尿常规(包括尿蛋白、尿糖、尿红细胞及白细胞),每 3 个月检查 1 次肝功能、腹部 B 超和 X 线胸片。口服化疗药物的患者,必须重点了解胃肠道反应、骨髓抑制情况及肝、肾、心、肺功能。

术后 6 个月至 3 年,应每 3 个月复查 1 次,若提示胃癌复

沪上中医名家养生保健指南丛书

发,应及时对症治疗。为进一步确诊可选择下列检查:残胃 X 线检查与胃镜检查;胸片检查,看是否有肺转移;B 超检查,对诊断肝转移,腹主动脉周围淋巴结转移,确定有无腹腔积液以及推断腹膜有无转移,有着重要意义。

术后 3～5 年间,应每 3～6 个月复查 1 次,重点了解有无复发并及时处理远期并发症。术后 5～10 年,可每 6 个月至 1 年复查 1 次。术后 10 年以上者可每年复查 1 次。

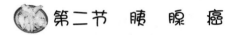

第二节 胰 腺 癌

✚【疾病概况】

胰腺癌是消化道恶性肿瘤中发病率较高的一种,占成人癌症死亡的第 4 位,平均生存时间 4～6 个月,5 年生存率少于 1%,预后较差。胰腺癌发病隐匿,病因不明,一般发现较晚,治疗效果较差,患者生存期短。与欧美及亚洲国家基本相同,多发生于中老年人,40～65 岁为发病高峰,且发达国家发病率高于发展中国家。随着我国生活水平的提高和饮食结构的改变,近年来胰腺癌的发病率呈现上升的趋势,并且有年轻化的倾向。

1. 致病因素

关于胰腺癌的致病因素,目前仍不明确。但大量研究发现,胰腺癌的发生和发展是一复杂的多阶段过程,是有多方面的因素共同参与。

(1) 吸烟

大量的研究支持胰腺癌与吸烟之间有密切联系。吸烟引起胰腺癌的可能机制:①吸烟促使致癌物质烟草特异性 N-亚硝酸盐分泌到胆管,随后反流入胰管;②烟草特异性 N-亚硝酸盐对器官的特异性作用可随血流入胰腺;③吸烟增加血脂水平,促发胰腺癌。吸烟者可能因细胞甲基化水平低而易致癌。实验证实,保持足够的叶酸和吡哆醛浓度,可减少与吸烟相关的胰腺癌的危险性。

（2）饮酒

不同种族饮酒后其胰腺癌发病率亦有不同。与白种人相比,黑种人男性嗜酒者及女性中度饮酒者均有较高发生率。

（3）糖尿病

胰岛素在体外或体内能促使胰腺癌细胞生长;高浓度胰岛素能使胰岛素样生长因子-1受体活化,产生包括细胞周期进程改变的生长促进效应。

（4）慢性胰腺炎

流行病学和分子流行病学的研究从分子水平证明慢性胰腺炎可以发展为胰腺癌。在 5 600 个基因中,34 个基因在胰腺癌和慢性胰腺炎患者中的表达减少,157 个基因在慢性胰腺炎中表达增强,而其中的 152 个基因在胰腺癌中也表达增强。预示慢性胰腺炎与胰腺癌可能存在某些联系。

（5）幽门螺杆菌(Hp)

研究显示,胰腺癌患者中有 Hp 血清阳性结果,与对照组相比有显著差异,提示 Hp 感染与胰腺癌有相关性。

（6）咖啡

咖啡能使患胰腺癌的危险增加 4 倍。咖啡可以抑制 DNA 修复并在 DNA 复制完成前诱导有丝分裂过程,是其致癌的主要原因。

（7）其他因素

胰腺癌的发生与某些职业有相关性,其中化学物质和金属接触的工作者,由于化疗污染会造成细胞的突变,而突变的细胞在酸性体液中又会大量繁殖最终导致癌症的发生,这也是不容忽视的致病因素之一。

2. 临床表现

中医学中虽无胰腺癌的记载,但就其临床表现,本病属于中医学"结胸"、"黄疸"、"胸痛"等范畴。中医学认为情志不遂、内伤七情,导致脏腑气血功能失调,气血运行不畅,外邪乘虚而入,久留不散,渐成肿块诱发本病。

胰腺癌的早期症状不太明显,比较突出的有以下 3 种症状。

1)厌食　消化不良及体重下降。

2)腹部不适或疼痛　约有半数患者以腹痛为首发症状,约有 20% 的患者腹痛能放射到背部、左肩部,疼痛在仰卧时加剧,坐立、弯腰、侧卧、屈膝时减轻。

3)黄疸　表现为皮肤及巩膜发黄、肝大,以及大便颜色变浅,呈白陶土样。中晚期表现为腹痛难以控制,一般止痛药效果差,需用吗啡等止痛药物;重度营养不良,消瘦明显。

中医学认为胰腺癌临床上主要表现为肝胃不和型、湿浊瘀阻型、气血瘀滞型、阴虚毒热型和气血虚亏型等,若经过放疗、化疗,还可能有阴虚气虚的表现。①肝胃不和型:恶心、呕吐,嗳气,胸胁胀满,腹痛拒按,心烦易怒,发热,黄疸,大便干结,小便黄赤,舌质红,苔黄腻或燥,脉弦数或滑数。②湿浊瘀阻型:胸脘痞闷,头身困重,恶心欲吐,纳呆,腹部隐痛,身目俱黄,黄色晦暗,口干不欲饮,大便溏薄,舌质淡,苔白腻,脉沉细。③气血瘀滞型:胸腹胀满,恶心,呕吐或呃逆,纳差,疼痛持续不移,或阵发性加剧,夜间尤甚;腹中痞块,形体消瘦,面色无华,舌质青紫或瘀斑,脉细弦或涩为主要表现。④阴虚毒热型:多见低热不退,精神疲惫,上腹胀满,大便干,小便黄,纳差,舌光红苔少乏津,脉虚细而数。⑤气血虚亏型面色苍白,消瘦,倦怠无力,爪甲色淡,腹胀,胸腹隐痛,腹部包块,舌质淡或有瘀点、瘀斑,苔薄白,脉沉细数。

晚期胰腺癌治愈率较低,预后不乐观。决定胰腺癌预后的主要因素:患者确诊病情、治疗措施、体质、心理素质等。及时根据患者情况采取根治手术或者姑息手术,能尽快改善患者症状,提高生存质量。研究表明采用中西医等多种方法综合治疗可降低患者死亡风险。近期研究发现,人类巨噬细胞金属弹性蛋白酶(HME)过表达与胰腺癌预后恶化有关。研究 HME 抑制剂,发展选择性基质金属蛋白酶(MMP)抑制剂将增加胰腺癌的治疗效果及预后。

➕【养生指导】

胰腺癌的养生指导原则:针对与胰腺癌发病相关的因素,如生活习惯、饮食营养等采取相关预防措施。30 岁以上者至少要坚持每年 1 次的例行体格检查。一旦出现腹胀、腹痛、发热,甚至糖尿病、胰腺炎、体重下降等症状,及时就医,争取早期发现,早期治疗。此外,努力戒掉不良生活方式,提倡健康的饮食习惯和身体锻炼,保持积极乐观的心态,这些都能明显降低包括胰腺癌在内的多种肿瘤性及非肿瘤性疾病的发生。

一、 发病前预防

1. 调整饮食结构

当未诊断为胰腺癌并有上述症状时,应提高警惕,及早治疗。就餐要有规律性,一日三餐至五餐,少吃零食,不吃烧焦和烤煳的食品,否则会引起胰腺不停地分泌胰液,加重胰腺负担。尽量少吃高脂、高油、多盐的食物。膳食要合理搭配,注意糖类(碳水化合物)、脂肪和蛋白质的比例,要以糖类为主,脂肪和蛋白质的量要适宜,要食用宜消化吸收的蛋白质,如瘦肉、鸡蛋和鱼,采用合理的烹调方法,以煮、炖、熬、蒸、溜、氽等方法,尽量避免油煎、炸、爆炒等方法,防止因食物油脂过多而使胰腺过度的分泌胰液。

预防胰腺癌日常饮食还需注意保持谷类、豆类、甘薯等粗粮作为膳食的主体。在饮食中增加纤维类、胡萝卜素、维生素 E 和必要的矿物质。要控制肉类等动物性食物和油脂的摄入。适量饮酒。控制食盐摄入。生活讲究规律,饮食清淡,食勿过饱,坚

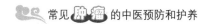
决杜绝暴饮暴食,从而降低胰腺癌的发病率。

2. 养成良好的生活习惯

改掉不良生活习惯,就可减少患病概率。做到少吸烟或不吸,烟草本身就存在多种致癌物,研究显示,吸烟与胰腺癌发病的相关性最为显著,胰腺癌发病趋势与吸烟人群的变化有着密切的关系;各种慢性胰腺炎,包括酒精性、非酒精性、遗传性和热带性胰腺炎与胰腺癌均存在一定程度的联系。据统计,吸烟者患胰腺癌风险是不吸烟者的 2～2.5 倍,发病年龄也会提前10～15 年。另外,要增加锻炼,每日争取运动 30 分钟,比如一些慢走、慢跑等有氧运动甚至是爬楼梯、原地踏步或者步行等,在提高身体免疫力同时,有效控制体重;研究发现糖尿病患者患胰腺癌的概率是正常人的 2 倍,定期血糖监测必不可少,发现有糖尿病征兆应及时有效控制;多呼吸新鲜空气,保持稳定心态。吸烟可增加患病风险,另外胰腺炎、糖尿病、肥胖等患者,患胰腺癌概率也较高。预防要从生活细节开始,远离危险因素,保持良好的生活规律,在一定程度上降低胰腺癌的发生率。

3. 定期检查,防患于未然

30 岁以上者至少要坚持每年 1 次的例行体格检查。对于年龄大于 40 岁的人,如果上腹部疼痛,出现黄疸、不适、恶心呕吐等症状,或突发糖尿病、胰腺炎、体重下降等症状,要留意是否患上胰腺肿瘤。而对于有胰腺癌、胰腺息肉家族史的高危人群均应每年定期进行腹部专科检查。胰腺癌可疑患者,首先采用腹部超声和螺旋 CT 检查。定期检查还能够防止复发、转移的现象发生,所以,胰腺癌检查复查是必不可少的一项。通过检查以便及早发现病变,及时治疗,提高胰腺癌治疗效果及预后。

4. 加强高危人群的筛查

胰腺癌早期没有任何明显的症状及特异的体征,缺乏简单、可靠的诊断方法,因此使不少患者被误诊,有的严重影响了胰腺癌患者的生存率。一般来说,易患胰腺癌的高危人群包括以下六大人群：①有癌症家族史、吸烟酗酒史者；②年龄超过 40 岁中老年男性；③急性和慢性胰腺炎者；④无肥胖并产生胰岛素抵抗的糖尿病患者等；⑤短期内出现不明原因消瘦、食欲下降者；⑥排除肝、胆、肠胃等疾病，伴有非特异性腹痛、腹胀的患者。针对高危人群进行预防，可大大降低胰腺癌的发病率。

二、发病后养护

1. 调整心态，健康生活

我国中医学在《灵枢·口问》中提到："夫百病之始生也，皆生于风雨寒暑，阴阳喜怒，饮食居处"，精神情志变化、饮食结构习惯对人体生命活动功能和疾病变生的内在关系。不良的情志活动不仅会影响到患者家庭、工作的各个方面，还会加剧病情发展，可能成为肿瘤细胞的先兆和活化剂，关系到癌症患者的治疗和预后。胰腺癌患者约有 90％均与精神、情绪有直接或间接的关系。消极情绪作用于中枢神经系统，引起自主神经功能和内分泌功能的失调，使机体的免疫功能受到了抑制，使癌细胞突破免疫系统的防御，过度增殖形成肿瘤。国内外研究表明，性格开朗和良好精神状态的人患病率较低，即使患上癌症，也更易通过自我心理调节提高机体免疫力，从而大大提高生活质量，延长生存时间。患者家属应当从精神、生活上给予适当的关心，及时疏导缓解患者的情绪。患者本人也要注意心理上的自我调节，树立"癌症并不等于死亡"的科学观念，在积极的系统治疗结束后参加一些社会活动，保持认真过好每一天的健康心态。积极的心态和健康的生活规律，不但可增强临床的疗效，还可以改善机体免疫。

2. 了解疾病相关知识，配合治疗

胰腺癌的治疗主要包括手术、放疗、化疗以及介入治疗等。胰腺癌的治疗强调综合治疗及多学科协作，根据不同患者的身体状况、肿瘤部位、侵及范围、有无黄疸、肝肾及心肺功能状况，制订相对应的综合诊疗计划，以期取得最佳疗效和最小的身体

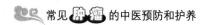

损伤。

胰腺癌外科治疗需要针对不同病期和肿瘤病灶局部侵犯的程度,采取不同的手术方式。包括根治性手术、合并血管切除的胰腺癌手术、不能切除的胰腺癌的手术疗法等。

化疗目的是减轻疼痛、改善生活质量及提高手术等其他治疗的效果,包括手术后的辅助化疗以及针对未接受根治性治疗患者的姑息化疗。近年来,术前以改善手术治疗效果或提高手术切除率为目的的新辅助化疗也有应用。而放疗主要用于不可手术的局部进展期胰腺癌的综合治疗、术后肿瘤残存或复发病例的综合治疗,以及晚期胰腺癌的姑息减症治疗。在放化疗过程中应及时观察并处理放化疗相关不良反应。

随着对胰腺癌相关基因、信号通路的研究,靶向治疗已成为治疗胰腺癌新的方法。目前报道的可用于胰腺癌的靶向药物主要有埃洛替尼、西妥昔单抗、贝伐单抗等。实验结果表明,HEC-252基因可以作为一个治疗胰腺癌的靶标,HEC-252为靶标的靶向治疗可以适用于各病理分级和分期的胰腺癌。

胰腺癌的支持治疗主要包括控制疼痛、改善恶病质等,目的在于减轻患者症状,提高生活质量。疼痛是胰腺癌最常见的症状之一,在给药过程中注意及时处理口服止痛药物的不良反应如恶心呕吐、便秘、头晕头痛等。对于纳差的患者,可用甲羟孕酮或甲地孕酮以改善食欲,注意营养支持,及时发现和纠正肝肾功能不全和水、电解质紊乱。对于营养吸收障碍患者给予要素饮食,对于不能进食的患者可给予肠外营养支持治疗。

中医药治疗对于促进肿瘤患者术后康复、对放化疗减毒增效、减轻晚期肿瘤痛苦、改善生存质量、延长生存等均有一定作用和优势。在疾病早中期即身体邪盛正未衰时,以攻为主辨证治疗,清热解毒、活血化瘀、软坚散结、以毒攻毒、抑制肿瘤的生长,并与现代治疗手段配合治疗。在疾病中晚期,正气已损,邪气嚣张,扶正培本治疗,寓攻于补。临床证实中医药治疗可以减轻放疗不良反应,同时具有放射增敏作用。中医药与化学药物的配合能够减轻消化、血液等多个系统发生的不良反应,增强对肿瘤组织的抑制或杀灭作用。对于康复期的患者采用将消瘤与补气养血相结合,以起到标本兼治之功,并与其他疗法配合应用,增加治疗疗效。中医药在预防肿瘤复发、转移方面有着西医不具备的特点。

3. 饮食宜忌

(1) 胰腺癌患者适宜的饮食

宜食清淡易消化、低脂肪饮食,少吃多餐,如稀藕粉、米汤、西红柿汤、蛋汤、去渣绿豆汤、菜汤、稀面汤、猪肝汤、豆浆等。

宜吃增强免疫力、有抗胰腺癌作用的食物,如甲鱼、龟、鲨鱼、蛇、山药、菜豆、香菇、大枣等。

宜吃具有抗癌止痛作用的食物,如鲨鱼、海马、鲈鱼、核桃、麦芽、韭菜、苦瓜等。

宜吃具有抗感染力的食物,如刀鱼、鳖、野鸭肉、水蛇、绿豆芽、橄榄、乌梅、绿豆、赤豆、苦瓜。

宜吃谷类(大米、面粉)及瘦猪肉、鸡、鱼、虾、蛋和豆制品、蔬菜、水果等。

(2) 胰腺癌患者饮食忌口

忌油腻性食物及高动物脂肪食物,如肥肉、羊肉、肉松、贝类、花生、核桃、芝麻、油酥点心等。

忌暴饮暴食、饮食过饱,蛋白质、糖也要适当控制。

忌烟、酒及酸、麻、辛辣刺激性食物,如葱、蒜、姜、花椒、辣椒等。

忌霉变、油煎炒炸、烟熏、腌制食物,如咸鱼、腌菜、核桃、花生、葵花籽、芝麻、油炸食品、油酥点心、奶油、雪糕等。

忌坚硬、黏滞不易消化食物、韭菜、芹菜等粗糙、纤维多、对肠道有刺激性的食物,如粗粮、玉米、糯米等。

胰腺癌中晚期时,症状明显,左上腹部疼痛加重,并有明显

沪上中医名家养生保健指南丛书

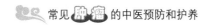

的消瘦,患者通常经口饮食已不能保证机体的需要,必要时通过静脉营养,才能改善全身的营养状况。对于术后患者常根据疾病及手术中的情况,来确定何种饮食。要注意给予易消化吸收、营养全面均衡的食物。

4. 体育锻炼

胰腺癌患者要进行适度的体育锻炼,强度不需太高,别把运动当任务,要有规律,不能有压力,以做完之后感到愉快为准,这种运动方式最能提升免疫功能。患者可根据自身体质情况,选择散步、慢跑、打太极拳、游泳等有氧运动,运动量以逐步增加,不感到疲劳为度。例如散步,要做到从容不迫,怡然自得,摒弃一切杂念,犹如闲庭信步,使百脉疏通,内外协调,以达周身气血平和。一时不能从事下床活动的,则可以活动四肢,不时自行轻揉胃脘腹部等轻微活动为宜。在康复期间坚持参加适度的锻炼,不仅可以提高身体素质,同时也能改善心理状态。研究表明,严重超重的肥胖者 5 年内患胰腺癌的风险比正常人要高45%;进行适度运动的超重和肥胖者比不运动的同类人发生胰腺癌的风险显著降低。每周行走或徒步旅行 1.5 小时的人发生胰腺癌的风险降低 50%。超重者可通过有规律的、适量的运动来降低患病危险,比如每日散步 30 分钟。运动还有利于促进食物消化、吸收,提高机体代谢,增进胰腺健康,避免超体重和肥胖。

5. 中医药特色疗法

"四位五联一体"疗法是把中医整体观念与辨证论治在临床治疗中的具体化,是每个具体的康复疗法独立性与整体性的结合。四位包括(药疗、心疗、体疗、食疗),五联分为(丸药、汤药、散剂、胶囊、外敷),通过多方位综合治疗对中、晚期肿瘤患者起到缓解症状,减轻痛苦,延长寿命的效果,可使患者身体保持最佳状态,减少复发和转移的可能性。中药方中重用黄芪、灵芝精气双补;白术、薏苡仁益气健脾,共同辅助人体正气,有增加免疫系统功能的作用,能促进抗体合成,调整和提高机体免疫状况,促进和增强机体的网状内皮系统的吞噬功能,从而增强机体的细胞免疫功能,纠正虚损,促进机体康复。对于胰腺癌所伴随的症状,中医药往往有其不错的治疗效果。比如针对胰腺癌所致的疼痛,针灸治疗常取三阴交、太冲、公孙(双侧),常规消毒后,快速进针,有酸、胀、麻、沉感时,留针 10 分钟,5~7 次为 1 个疗程;也可耳针治疗:交感、神门、三焦、脾穴(两侧),每日 1 次,5 次为 1 个疗程,也可取上穴位加以灸法,达到缓解疼痛,增强疗效,提高生活质量的目的。或者采用穴位注射、穴位辐照、外敷等方法,也可同时配合化疗或汤药,达到事半功倍的效果。推拿疗法则适用于胰腺癌腹胀、腹痛、恶心呕吐者,采用擦、拿、抹、摇、拍击等手法,达到扶正固本,理气止痛功效。

 ## 第三节　肝　　癌

➕【疾病概况】

肝癌在发展中国家的发病率高,在我国是常见恶性肿瘤之一,每年发病 10 余万人。我国东北至西南的沿海地区,均为肝癌高发区,尤为突出的如江苏启东、海门,上海崇明,福建同安,广东顺德,以及广西扶绥。

肝癌高发区中,主要发病者系肝细胞性肝癌。肝细胞癌的病因被认为与乙型或丙型肝炎、黄曲霉素的污染以及饮水污染等有关,个体或家族的易感性,亦被认为是重要因素。

在我国乙型肝炎与肝癌关系最为密切。从流行病学的资料分析,乙肝表面抗原的携带率与肝癌发病率呈正相关。肝癌多从慢性乙型肝炎、肝硬化演变而来。肝癌患者的血清中能查出乙肝病毒感染标志的 95%,从病例资料看肝癌大多合并大结节肝硬化。我国这种肝硬化多因乙肝病毒感染所致。近年的分子生物学研究更证明在肝癌细胞的 DNA 中整合有乙肝病毒 DNA

沪上中医名家养生保健指南丛书

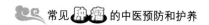

的片断。

丙型肝炎病毒感染在欧美和日本与肝癌关系密切。我国已有部分地区报道肝癌与丙型肝炎病毒感染有关。因此,即使在我国肝癌的发生主要与乙型肝炎病毒感染有关,但丙型肝炎病毒感染对人类的威胁也较为严重。

黄曲霉素对大鼠、鸭、豚鼠等动物有强烈的致癌作用。动物实验证明黄曲霉素 B1 是肝癌最强的致癌物。流行病学调查发现在一些肝癌高发区粮油、食品(玉米、大豆、花生等)最易被污染,而低发地区较少见。黄曲霉素具有致突变、致畸和致癌作用。而黄曲霉素 B1 致大鼠肝癌的毒性高出奶油黄 1 000 倍,是自然界中最强烈的致肝癌物质。

肝细胞癌的发生,与饮用水的污染严重有关,在污染水中,存在不少有毒致癌、致突变的物质。水中有时有藻类的生长,某些藻类,如兰绿藻毒素具有肝毒性,并且是一种很强的致癌物质。肝癌高发区塘水中的含量高于低发区。提示藻类毒素可能使饮用水污染,与肝癌的发生有重要关系。

其他致病因素包括农药、亚硝胺、微量元素、饮酒、遗传因素等。多因素的协同作用受到更多的重视。

因此,肝癌的发生可能是相当缓慢的过程。在内外各种因素的作用下,肝细胞经过一系列的变化,最后演变成肝癌。在这个过程中,会有癌基因和抑癌基因的各种变化,在乙型肝炎致癌的假设中,又有几种不同模式。而化学毒素包括真菌毒素,则其致癌过程,通常认为有启动、促进、演变等不同阶段。

近年,在研究黄曲霉毒素和乙型肝炎病毒协同致肝癌作用中,应用 HBV 转基因小鼠,对黄曲霉毒素 B1,较正常小鼠易致肝癌。可能是 HBV 导致肝损伤,使其对黄曲霉素的终致癌物发生清除障碍所致。不论致癌因素是单一的或综合的,其最后总是造成肝细胞的损伤、肝组织增生,发生癌变。

在中医学中,各类经典医书中无肝癌的名称记载。但在《黄帝内经》《难经》中只有关于肝癌症状的描述。如癥瘕、积聚、黄疸、鼓胀、胁痛、肝雍、肥气等。《难经》载："脾之积，名曰痞气。在胃脘腹大如盘，久不愈。令人四肢不及，发黄疸，饮食不为肌肤。"《诸病源候论》记载："积聚者，由阴阳不和，脏腑虚弱，诸肝受邪……留滞不去，乃成积聚。"《肘后备急方》中说："凡癥坚之起，多以渐生，如有卒觉便牢大，自难治也。"又说："腹中癥有结积，便害饮食，转羸瘦。"《圣济总录》记载："积气腹中，久不差，牢固推之不移者……按之其状如杯盘，牢结，久不已，令人身瘦而腹大，至死不消。"这些描述与肝癌的临床表现相似，迄今对肝癌的研究仍具有指导意义。

✚【养生指导】

肝癌的养生指导原则：减少饮酒、防治肝炎、不食霉变食物、定期体检。发病后注意心情调畅，配合治疗，积极锻炼，合理饮食，坚持随访。

一、发病前预防

1. 积极防治乙肝

流行病学调查发现，肝癌高发区人群中肝炎比例高，肝癌患者中乙型肝炎表面抗原（HBsAg）阳性者显著高于 HBsAg 阴性者。我国原发性肝癌 90% 以上都是 HBsAg 阳性的乙肝患者，也就是说，乙肝病毒的持续感染是最主要的原因。我们国家有 1 亿多乙肝患者或病毒携带者，这些患者肝癌的发病率比普通人群高上千倍。所以，积极防治乙肝，对于肝癌的防治具有重要的意义。

肝炎转肝癌的患者有急性肝炎、慢性肝炎、肝硬化、肝癌的病史，部分慢性肝炎还可不经过肝硬化阶段直接导致肝癌的发生。当然，也不是所有感染了乙肝病毒的人都最终发展为肝癌，关键是要及时控制乙肝。由于慢性乙肝和乙肝病毒携带者临床

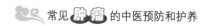

症状不明显,易于被忽视,故对人体健康有较大的潜在的危险性,该类患者如果不注意休息,肆意酗酒,就会加重对肝脏的损害,逐步形成肝硬化,最终可导致原发性肝癌。

2. 健康饮食调理

除肝炎及饮酒外,不良生活习惯和饮食习惯与肝癌的发生也有一定的关系,因此,要建立合理健康的膳食结构,养成良好的饮食习惯,掌握一些饮食防癌的知识,当心"吃"出肝癌来。

勿食霉变食品。真菌中的黄曲霉毒素为致癌物质。黄曲霉毒素的致癌性比公认的致癌物亚硝胺类强 75 倍,该毒素能诱发人、猴、鼠、禽类发生肝癌。致癌所需时间最短为 24 周。生活中常见的容易发生黄曲霉菌污染的食品有花生、玉米、稻米、薯干,因此,家中以上食物一定要晒干、晒透,存放在干燥通风环境中,发生霉变应丢弃,人畜家禽均不能食用。

勿食变质油脂。陈腐油类中均含有丙二醛,它能生成聚合物并与人体内的蛋白质和脱氧核糖核酸发生反应,使蛋白质的结构变异,导致变异蛋白质的细胞失去正常功能并向初期癌细胞转化。此外,丙二醛聚合物能阻碍脱氧核糖核酸的复制并使人的老化过程加快。因此,动、植物油切勿存放太久,已变质产生"哈喇味"的油不宜食用。

3. 积极戒酒

酒的主要效应成分是乙醇(酒精),乙醇虽然不会直接导致肝癌,却是一种间接的致癌因子。一方面,乙醇主要通过肝脏解毒代谢,其代谢所产生的中间产物乙醛对肝细胞有直接的毒害作用,长期大量摄入乙醇无疑会加重肝脏负担、加速肝损伤,导致肝硬化,进而导致肝细胞癌变;另一方面,乙醇可以刺激垂体分泌,加快细胞分裂的速度,增加癌症发生的易感性,进而易诱发酒精肝、酒精性肝硬化,以至肝癌。如果原有乙肝等肝脏疾患,乙醇可作为肝癌危险因素的诱发剂、促进剂,加快肝病向肝癌发展的步伐,因此,防治肝癌必须减少饮酒,尤其是肝病患者更应严格戒酒。

4. 加强高危人群的筛查

对肝癌高危人群,要做好定期筛查,每年检查甲胎蛋白(AFP)、上腹部 B 超检查至少 1 次,有条件的情况下行上腹部磁共振检查。肝癌高危人群主要包括以下 5 种:患乙肝或丙肝等病毒性肝炎人群;长期饮酒者,尤其是伴有酒精性肝硬化的人群;进食或接触黄曲霉素等致癌物质较多的人群;肝癌高发区人群,如江苏启东、海门,上海崇明,福建同安,广东顺德,以及广西扶绥;家族中肝癌发病率较高的人群。

在以上人群中,有乙肝及有家族史的人群尤其要注意,对 35 岁以上乙肝表面抗原阳性、肝硬化 5 年以上、直系亲属三代中有肝癌家族史的人建议每半年检测 1 次甲胎蛋白和肝脏 B 超。

5. 认识肝癌早期症状

肝癌早期症状多不明显,缺乏特异性,常见的有以下 4 种:曾经有过肝炎和肝硬化病史,病情稳定多年,出现肝区及胆区持续性钝痛、刺痛或胀痛;反复消化道不适,如食欲减退、腹胀、恶心等,且常伴有乏力、消瘦,按照胃肠疾病治疗,效果不明显者;腰背部疼痛,伴有厌食、烦躁、肝区不适,按照抗风湿治疗效果不佳的患者;右上腹部及上腹部可以摸到包块,表面摸上去不平,质地比较硬,并且呈增大趋势,却没有明显不适的患者。

6. 积极参加体育锻炼

"生命在于运动"同样也适于肝癌的预防。现代研究显示,运动可改善人体免疫系统的功能,增强机体抵抗力。有研究表明,运动还可以增加人体干扰素的分泌,而干扰素是治疗乙肝和丙肝的有效药物,对于肝癌也有一定的治疗疗效。

二、发病后养护

1. 饮食调理

肝癌患者多伴有肝硬化,肝硬化常导致食管、胃部等消化道

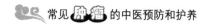
静脉曲张,且多伴有凝血功能障碍,粗糙的食物如芹菜、没嚼烂的花生米、骨头等易诱发消化道出血,因此,肝癌患者的食物以柔软易消化的食物为主,烹调宜采用蒸、炖、煮、氽、拌等方法,应减少辛辣刺激性调料的用量。

肝癌手术后,可先给予半量流质饮食,以后再用全流质饮食,以米汤、菜汁、去渣去油肉汤为主。若无并发症,10 天后可给予少渣半量半流质饮食。以后逐渐增加饮食的质和量。

化疗时,要根据患者的具体情况,逐渐调整饮食,配以清淡、少油的厚流质饮食。要讲究烹调方法,食物要极细软,易吞咽,并易消化吸收,应注意维生素、矿物质和微量元素的补充。

2. 坚持随访,定期复查

与其他肿瘤相比,肝癌更容易复发转移,因此,肝癌治疗后,一定要坚持随访,定期复查。一般情况下,治疗结束前 2 年,每 3 个月随访 1 次;后 3 年,每 6 个月随访 1 次;5 年以后,每年随访 1 次。推荐的随访检查项目如下。①血液检查:甲胎蛋白、肝功能、血常规、出凝血时间。②B 超:肝脏、胆囊、胰腺、肾脏腹部重要脏器一定要检查,后腹膜淋巴结也要检查。③影像学检查:X 线胸片或胸部 CT 检查除外肺转移,上腹部磁共振或 CT 检查明确肝脏病灶发展转移情况。

3. 积极锻炼有益身心

肝癌患者多有不同程度的免疫功能下降,锻炼则可以促进免疫功能恢复。研究发现,锻炼可以增加干扰素的分泌,而干扰素是有效的治疗肝癌的药物,因而适当进行锻炼,可以提高肝癌患者自身抵抗力,更好地控制病情,减少复发转移。

肝癌患者的锻炼有主动和被动两种。主动锻炼是指自己能做的各种运动,如散步、打太极拳、跳舞等,适用于生活能自理的患者。被动锻炼是指借助于他人的操作(如按摩)而使患者被动接受运动,改善局部血液循环,放松心身,从而帮助机体功能的康复,适用于生活不能自理的患者。

肝癌患者锻炼方式应避免剧烈运动。由于肝脏组织脆弱，尤其是在发生硬化及肿瘤的情况下，容易发生出血，且肝癌患者凝血功能多有异常，所以足球、橄榄球等易发生碰撞、造成出血的运动不适于肝癌患者。肝癌患者的运动可选择太极拳、散步、慢舞、气功，时间一般在 30 分钟左右，选择早晨或是晚饭后，可每日早晚各 1 次，根据体力状况逐渐增加，以舒适为度，量力而为，循序渐进，做到劳而不倦。锻炼过程中如果遇到发热、皮下瘀斑、白细胞数降低等情况，最好暂时停止锻炼，并及时到医院就诊。

肝癌手术患者在术后 1 周内就可以根据情况进行适当的锻炼，初期可采用主动运动及被动运动相结合，可以由家属协助进行被动的四肢锻炼，可以在家属协助下沿床边走动。早日锻炼可以增强食欲，促进排便，也可以促进伤口愈合。伤口基本愈合，就可以逐步加大运动量，变换锻炼的内容，从气功、散步、瑜伽到太极拳、慢跑等都可以选择。

肝癌放化疗患者在放化疗期间的锻炼应以室内活动为主，避免到人群聚集的地方去，尽量减少交叉感染，运动量较平时要缩短。若有白细胞数、血小板数降低及有出血倾向，要暂时停止锻炼。

4. 针灸及中药治疗

针灸及中药可以调节免疫功能，增加自身的抗癌能力，也可以减轻肝癌本身或放化疗导致的消化道反应、疼痛等症状，对于白细胞、血小板数降低等也有一定的积极作用。化疗在杀伤肿瘤细胞的同时，也对胃肠道黏膜造成不同程度的损伤。针灸以内关、曲池、足三里为主穴，可消除或缓解治疗过程中出现的恶心、呕吐等反应。

(1) 针刺

针刺足三里、脾俞、章门、阳陵泉、胃俞穴调补脾胃，治疗肝癌晚期食欲不振；针刺期门、支沟、阳陵泉、足三里、太冲穴理气活血止痛，辅助治疗肝癌两胁疼痛；针刺内关、足三里、公孙穴降

沪上中医名家养生保健指南丛书

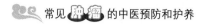

胃止呕,治疗肝癌呕吐者,用平补平泻法。

（2）中药

治疗肝癌的中药种类较多,临床常用的有干蟾皮、鳖甲、岩柏、半枝莲、蛇舌草、七叶一枝花、生牡蛎等软解散结类药物,也常用黄芪、黄精、灵芝、党参、太子参等辅助正气以祛邪抗癌。另外临床还有一些中成药对于肝癌也有一定作用。

 第四节　胆囊（管）癌

【疾病概况】

原发性胆囊癌是胆道系统常见的恶性肿瘤之一,占胆道外科手术患者的 1%～2%。在消化系统肿瘤中,其发病率约占第 6 位,仅次于胃癌、大肠癌、食管癌、肝癌和胰腺癌;由于胆囊癌起病隐匿,早期诊断困难,其临床表现常被胆囊结石等其他疾病的症状所掩盖,就诊时往往已属晚期,手术切除率低,术后生存期短;胆囊癌的发病有明显的种族、地区差异,黄种人的发病率最高,黑种人的发病率最低。就地区而言,在日本、美洲印第安区东南部、以色列、墨西哥、东欧北部的发病率相对较高;胆囊癌的发病与年龄、性别等因素也有密切关系,随着年龄升高而增加,高发年龄在 60 岁左右,男女性之比为 1：(2～3)。一般认为,慢性胆囊炎、胆囊结石、胆囊息肉样病变、胆肠内瘘为胆囊癌发病的危险因素,而胆囊腺瘤、胆囊腺肌增生症目前已公认为胆囊的癌前病变。国内资料显示,胆囊癌并有结石的发生率为 50%～60%。临床上,注意对癌前病变的积极治疗,对高危人群的筛查,对胆囊癌的预防和早期发现、早期治疗具有积极意义。

原发性胆管癌主要指左右肝管、胆总管、胰腺上胆总管及胆管末端的原发性恶性肿瘤。在我国 1989 年的 1 089 例肝外胆管、胆囊癌调查中,胆囊癌占 24.8%,肝外胆管癌占 75.2%。上段胆管癌或肝门胆管癌较常见,约占肝外胆管癌的50%;目前,比较明确的胆管癌的癌前病变为胆管良性肿瘤、原发硬化性胆管炎、先天性胆管囊肿、慢性胆管炎症等。

本病的病因尚不清楚,但最引人注目的是胆囊癌与胆囊结石并存,这样的患者占60%～90%,胆结石患者中患胆囊癌者占1%～10%。一般认为,结石存在长期、慢性刺激,引起胆囊黏膜的增生和最后癌变。那么,结石很可能是胆囊癌的始发因素,因此,一般患有胆结石的患者应尽早手术将胆结石切除。

临床上胆囊癌的常见症状与体征如下。

1) 上腹疼痛　本症较常见,早期胆囊癌合并慢性胆囊炎或胆结石,腹痛常为间歇性,而在中上腹及右上腹出现持续性钝痛,进行性加重,预示肿瘤已有局部侵犯,病期较晚,疼痛可放射至右肩、右背或胸部;发生在胆囊颈部的癌,可阻塞胆囊管,引起胆囊肿大、积液及腹痛,甚至急腹症。

2) 厌食乏力　为本病晚期的症状表现,胆囊癌侵犯肝脏或肝内转移引起肝功能损害,胃肠道动力较差,因而出现食欲不振,乏力症状。

3) 恶心呕吐　本病晚期,患者呈恶病质,消化道功能紊乱,当肿瘤侵犯十二指肠可有消化道梗阻,出现恶心、呕吐,或食入即吐,或朝食暮吐。

4) 黄疸　胆囊癌肝内转移破坏肝内组织可引起轻度或中等度的黄疸,若胆囊颈部癌侵犯肝门部和胆管可致阻塞性黄疸。

临床上胆管癌的常见临床表现:进行性梗阻性黄疸为胆管癌的主要症状,多伴有轻微上腹胀痛,厌油、乏力、纳差、低热等;不同部位的胆管肿瘤又有不同的征象,发生于胆管下段的肿瘤,肝脏呈一致性肿大,伴有胆囊肿大,无痛性黄疸;胆管中段癌常因胆囊管被肿瘤侵犯而阻塞,胆囊肿大并充满白色胆汁,形成胆囊积水;上段胆管癌,如肿瘤侵犯肝总管或左右肝管汇合部,肝脏呈一致性肿大,深度黄疸,但胆囊空虚;起源于左侧肝管的肿

沪上中医名家养生保健指南丛书

瘤,在肿瘤尚未侵犯肝管汇合部或未同时侵犯右肝管时可无黄疸,肝脏呈左肝缩小,右肝代偿肥大,胆囊常不肿大。

如果能在早期确诊为胆囊癌,患者的肿瘤病变仍然局限(通过CT等影像学检查可以做出判断),建议积极进行手术治疗,其5年生存率高达70%。方法是手术切除胆囊、胆囊周围的肝脏组织和附近的淋巴结、脂肪组织。假如患者通过影像学检查发现已经出现远处的淋巴结转移或肝脏转移,如肿瘤侵犯胰腺后面时,还需进行胰十二指肠切除术;扩散至胆管或肝脏,可进行姑息性手术;有梗阻性黄疸者则不建议手术治疗,可以进行对症治疗(如退黄、镇痛等),要做胆管引流术,以减轻黄疸。当患者全身情况较好时,可以试行全身化疗以控制病情的进展速度。胆囊癌对放、化疗有一定敏感性,可延长患者的生存时间,同时辅以中医中药治疗则可有效减少因化疗药物造成的恶心、呕吐等毒性和不良反应,增强其治疗效果。

胆管癌手术方式取决于肿瘤的部位和范围。若已有腹膜和对侧肝转移,原发肿瘤不必切除。肝内胆管癌的手术方式与肝细胞癌一样。对许多病例来说,肝叶切除是标准术式。若肿瘤侵及肝门,则必须仔细分离以便彻底切除。若这样肝内肿瘤切除,则切缘一般是阴性的。因此,可切除的肝内胆管癌的预后好于肝门胆管癌。肝门胆管癌的手术方式也是由特殊部位和肿瘤范围决定的。对于那些证实有转移或肿瘤明显不可切除或不适合手术的患者,应行非手术姑息治疗。对不可切除的肝门胆管癌,常经皮放置引流管以使肝内胆管减压;另一方面,远段不可切除胆管癌最好经内镜放置引流管而行姑息治疗。对那些有转移或不可切除而且估计活不过6个月的患者,放置自动扩张金属支架是最适合的。

中医古代文献中没有胆囊癌、胆管癌的名称,但有类似胆囊癌、胆管癌的记载。一般认为,本病属中医学"胁痛"、"黄疸"、"癥瘕"、"积聚"、"虚劳"等范畴。中医学认为本病多因七情所伤,肝气郁结,郁而化火,灼津为痰而成;或湿热遏阻中焦,清阳不升,疏泄失权致脾失健运。

中医学治疗胆囊癌、胆管癌上多从清热化痰、疏肝利胆、开郁散结、健脾利湿、清热解毒、软坚散结等法着手,对于晚期患者,调理脾胃是基本治则。临床上胆囊癌、胆管癌的中医证型有5种,一为肝胆郁结型,以右上腹积块,右胁隐痛、钝痛或两胁胀满不适,食欲不振,食量减少,甚至恶心欲呕,舌苔薄或薄白,脉象弦或弦缓为主要表现,治疗多以疏肝利胆,理气解郁,化痰软坚入手。二为肝胆湿热型,以右上腹积块,右胁胀痛,或向右肩胛放射,身目黄染,口苦口黏,恶心,纳差,小便黄赤、大便不畅,舌苔黄腻,脉象弦滑,或濡数为主要表现,治疗多以清热化湿,利胆降浊,软坚散结为主。三为痰瘀互结型,以右上腹积块,右胁刺痛或胀痛,身目黄染,脘闷不饥,大便溏,小便黄,舌质暗,舌苔白腻,脉弦细或涩为主要表现,治疗多以健脾化瘀,疏肝活血退黄为主。四为脾虚湿阻型,以右上腹积块,右胁隐痛,或两胁胀痛绵绵,脘闷腹胀,纳差,肢软,大便溏,舌苔白腻,舌质淡体胖,脉象沉细,或濡细为主,治疗多以健脾和胃,利湿退黄为主。五为脾肾阳虚型,以胁下积块,身目暗黄,黄中带白,消瘦浮肿,纳呆,腹胀便溏,肢冷,腹腔积液,舌体胖质淡暗苔白腻,脉沉或沉细为主要表现,治疗多以健脾温肾,活血利水退黄为主。

胆囊癌、胆管癌的发病率逐年上升,目前总体预后仍差。由于早期缺乏典型症状,易误诊为胆囊结石和慢性胆囊炎等疾病而失去最佳手术机会。80%以上的患者确诊后死于1年内。手术切除率低,切除后的疗效亦差。

【养生指导】

一、发病前预防

原发性胆囊癌早期无特异症状,所以不被察觉,当出现明显

沪上中医名家养生保健指南丛书

临床症状时,多数已是中晚期,已有转移。临床所见胆囊癌主要表现为腹痛、上腹部肿块、黄疸三大主要症状。随着病情发展,患者有明显消瘦、贫血、邻近脏器压迫等症状。黄疸是较常见症状,特别是合并有胆结石者,当腹痛性质有改变,从间歇性发作变为持续性腹痛时。并发症有胆囊感染、积脓、穿孔,以及胰腺炎、门静脉血栓形成、肠梗阻、胃肠道与腹腔内出血等,也可与附近胃肠道形成瘘管。有此症状的患者需要做检查。首先是B超检查,因其无创伤性和可重复性,应用最为广,是目前唯一能早期发现胆囊癌的检测方法。其他的检查方法还有CT、逆行胰胆管造影(ERCP)检查等。手术前,有条件的可进行磁共振胆胰管造影(MRCP)检查。一旦确诊,手术是唯一的治疗方法。

以下患者要引起对胆囊癌、胆管癌的足够重视:①年龄>55岁。②有较长胆道疾病的病史。③右上腹痛由间歇性转变为持续性。④胆囊结石直径>2.5厘米。⑤胆囊有萎缩、钙化、局部增厚,以及患有胆囊腺肌增生症等。⑥直径>1厘米的胆囊息肉。

二、发病后养护

1. 胆囊癌、胆管癌术后护理

手术后护理对于患者治疗质量有着很大的影响,手术后护理主要从体位、安全防护、感染等6个方面加强注意。

1) 体位　全身麻醉患者应采用去枕平卧头偏向一侧,以便口腔内分泌物或呕吐物流出,避免吸入性肺炎的发生。腰麻者术后平卧6小时,清醒后如血压平稳可取半卧位,以利于呼吸和血液循环,减轻腹壁张力,防止形成膈下脓肿。颅脑手术头部抬高15°～20°,减轻脑水肿。

2) 严密观察病情变化　15～30分钟测量1次呼吸、血压、脉搏、体温并记录于体温单上,尤其血压、脉搏能够反应内出血及早期休克现象。观察局部伤口有无渗出,引流管是否通畅,引流液的量、颜色并详细记录,疼痛是否剧烈,可给予哌替啶 50 毫克肌内注射以使患者安静休息,但不可连续使用,术后 48 小时停用。

3) 加强安全防护 全身麻醉清醒前常有躁动不安,应加床档,防止坠床。酌情使用牙垫,防止舌咬伤。冬季使用暖水袋,水温不得超过 50℃,以防止烫伤。

4) 补液抗感染 术后患者早期饮食受到限制,为防止水、电解质紊乱及感染,必须补足水、电解质,预防性给予抗生素,及时检查血常规,钾、钠、氯及二氧化碳结合力情况,及时调节补液成分及抗生素种类。

5) 防止泌尿系统感染及压疮 用 0.2% 呋喃西林液定期冲洗膀胱,经常做好皮肤护理工作,做到七勤。

6) 腹胀及便秘的处理 术后 48~72 小时,患者常有腹胀可行胃肠减压,或肛管排气。另外可鼓励患者下床活动。便秘者可用缓泻或小剂量低压灌肠,避免用力大便导致继发性出血。

7) 讲究卫生,勤洗澡 夏季皮肤代谢快,皮肤皱褶处易藏污纳垢,皮肤癌和长期卧床的患者要勤洗澡或者擦身,以免引起压疮和溃烂。汗湿的衣物及时更换,衣物以棉织、柔软、无刺激材料为主,减少不良的摩擦。注意生吃瓜果要消毒、食品要保鲜。

8) 改善睡眠,别忘午睡 肿瘤患者因疾病及治疗的影响,睡眠不良尤为突出。因此,精神放松、保持适度运动、听听舒缓的音乐,可有效改善睡眠。中午睡 1~2 个小时,使身体各系统得以休息,有助于身体康复。

9) 调整心态 夏季气候炎热,容易出现情绪烦躁,而肿瘤患者因治疗中的不良反应,情绪波动往往比较明显。因此,保持良好的心态很重要。此外,亲友要给予谅解和支持,多与肿瘤患者交流。

2. 胆囊癌、胆管癌术后家庭护理

手术切除胆囊后,患者经过一段时间的调整恢复,可以获得自身的调节代偿,即通过胆管的代偿性扩张,有效地维持机体的正常生理功能。由于胆囊切除后代偿功能的调节需要一定的时间,此时人体的消化功能毕竟要相对减弱,因此,胆囊切除手术后的患者,在家庭护理上要注意以下几个问题。

1) 饮食指导 选择易消化的食物。手术后近期,尽量减少脂肪及胆固醇的摄入,不吃或少吃肥肉、油炸食品、动物内脏等,如果因口感需要可适当用一些橄榄油来烹制食品。要增加富含蛋白质的食物,以满足人体新陈代谢的需要,如瘦肉、水产品、豆制品等。多吃富含膳食纤维、维生素的食物,如新鲜水果、蔬菜等。养成规律进食的习惯,并且要做到少量多餐,以适应胆囊切除术后的生理改变。消化不良的症状大概会持续半年左右,随着时间的推移,胆总管逐渐扩张,会部分替代胆囊的作用,消化不良的症状也就会慢慢缓解。这时饮食也就能逐步过渡到正常了。

2) 胆囊癌患者可进行适当的体育运动,以不感觉到疲劳为度,这样可以增强机体免疫力。一旦确诊癌症后,应该尽快采取治疗措施。在肿瘤切除或者采用放化疗控制病情后,就应该适当地参加一些力所能及的体育锻炼,原则是量力而为,循序渐进,以提高机体的免疫功能,使血液中的白细胞增多,而白细胞具有吞噬癌细胞和细菌的能力。

3) 定期复查、遵医嘱服药并定期到医院复诊,遇有不适应及时就诊。在医师指导下,服用消炎利胆的药物,并根据不同情况,补充维生素 B、维生素 C、维生素 K 等,对保护肝脏、防止出血有重要意义。

4) 情绪因素对疾病的发展和治疗效果及预后都有着重要关系。注意心理卫生,经常保持情绪稳定,乐观豁达,避免发怒、焦虑、抑郁等不良情绪的产生,防止中枢神经和自主神经的调节功能发生紊乱,影响胆管代偿功能的恢复。

第五节 大 肠 癌

【疾病概况】

大肠癌是结肠癌和直肠癌的总称,大肠黏膜上皮起源的恶性肿瘤,是最常见的消化道恶性肿瘤之一。每年全世界新发病例数已超过 80 万人,每年超过 50 万人因大肠癌死亡。大肠癌居癌症发病率在男性仅次于肺癌、胃癌,为第 3 位,近年来有超越胃癌的趋势;在女性则为第 2 位,且西方国家发病率较高,亚洲、非洲和南美洲则较低。平均发病年龄为 67 岁左右,随着年龄增大发病率也增加,84 岁以上的人口发病率上升至 3.87‰。大肠癌的发病有一定的隐匿性,60% 患者初诊时即为 II 或 III 期,分别有 40% 和 35% 的患者将发生局部复发或远处转移。

引起大肠癌的原因目前尚未十分明确,经研究认为可能与年龄、饮食、环境、消化道相关疾病、遗传基因、免疫学因素有着密切的关系。许多不同人群易患大肠癌。①一般风险人群:年龄>50 岁,多存在对高脂低纤维、能量饮食代谢功能降低的问题,高脂和偏肉类饮食而导致的摄入能量超标与大肠癌的患病风险呈正相关,而多食水果、蔬菜和纤维食物可起保护作用,其他因素如钙补充剂与大肠肿瘤发病风险降低有关,有研究显示体内高铁的环境与大肠息肉有一定关系。②消化道相关疾病:例如有长期慢性炎性肠道疾病(如溃疡性结肠炎、克罗恩病)、大肠癌家族史或个人史,或肠道有腺瘤性息肉病的患者,有些从良性疾病的基础上经过不同的步骤及分子途径发展为癌前病变,继而成为恶性肿瘤。③极高危人群:基因易感性的患者,即遗传性结肠息肉病或遗传性非息肉综合征,如 Lynch 综合征、魏纳-加德娜综合征、胶质瘤息肉病综合征、黑斑息肉综合征、家族性幼年性息肉病、家族性腺瘤性息肉病(FAP),多与 APC 基因缺失、K-ras 原癌基因突变、p53 抑癌基因突变或 DNA 的错配修复（MMR）相关。

临床主要表现有大便习惯改变，形状改变，便秘与腹泻交替出现，肛门部下坠感，里急后重，腹胀，腹部隐痛，触及下腹包块，时有黏液血便，乏力，消瘦等。早期可出现间断性腹痛、便秘或腹泻、黏液便等症状，但不具有特异性，与其他常见疾病相似，故而容易疏忽。晚期患者，右侧结肠肿瘤可触及比较明显的腹部包块，伴随着体重减轻、进行性疲劳、大便不通、腹痛等症状，如有出血则多为肉眼血便，通过大便隐血试验可以检测；梗阻多见于乙状结肠癌患者；肠道穿孔时比较危险，急性穿孔常伴有腹痛、发热和腹部包块，慢性穿孔比较隐匿，常伴有结肠膀胱瘘，女性可出现结肠子宫瘘等。大肠癌的淋巴道播散常常双向发生于升结肠、降结肠、右侧结肠、左侧横结肠，结肠其他部位多为单向转移。同时晚期大肠癌可发生肝、肺、骨转移而出现相应部位的症状。

大肠癌在《黄帝内经》中属于"积聚"、"肠覃"、"脏毒"、"肠溜"、"锁肛痔"等范畴，中医学认为本病的发生由于正气内虚、饮食失节、情志不畅遂使脾胃升降失和、气机不畅、瘀血与痰浊交结，闭阻于大肠，邪毒结聚瘤块成形，病机为本虚标实，湿热、火毒、瘀滞是其发病的基本病理因素，脾肾功能失调则是其内在根本机制。

中医学从整体出发防治大肠癌，讲究辨证论治。临床上大肠癌常见的中医证型有湿热蕴结证、气血两虚证、脾肾阳虚证、肝肾阴虚证、瘀毒阻滞证、寒湿困脾证 6 种证型，其中湿热蕴结证最常见，以腹部阵痛，便中带血，或里急后重，肛门灼热，身热等症，舌质红，苔黄腻，脉滑数为主要表现，治以清肠化湿为主；气血两虚证则以面色苍白，唇甲不华，少气无力，神疲懒言，脱肛，下坠，舌质淡，苔薄白，脉沉细无力为主，治以益气补血；脾肾阳虚证以面色苍白，少气无力，畏寒肢冷，腹痛，五更泄泻，舌质淡胖，苔薄白，脉浮细无力为主要表现，治以健脾温肾；肝肾阴虚证多形体消瘦,五心烦热,头晕耳鸣,腰膝酸软,盗汗,舌质红或绛,少苔,脉弦细,治以滋补肝肾;瘀毒阻滞证多烦热口渴,腹痛泻下脓血,色紫暗量多,里急后重等,舌质紫或有瘀点,脉涩而细数,治以祛瘀消徵;寒湿困脾证多表现为胸闷呕恶,口腻纳呆,头身困重,时有腹胀或腹部隐痛,大便溏薄,面色少华或萎黄,舌苔白腻,脉细濡,治以多醒脾化湿。

【养生指导】

大肠癌属于消化系统的恶性肿瘤,它的发病和饮食的关系特别密切。俗话说"病从口入",因此大肠癌患者在养生时应特别注意改善饮食结构,规律生活方式,积极治疗慢性腹泻、长期便秘、溃疡性结肠炎等疾病,通过各类普查和筛选,争取做到早期发现,早期治疗。

对于中晚期的患者也应当合适调养,姑息止痛,提高生活质量,延长生存时间。注意调畅情志,乐观精神,积极治疗,均衡营养,适度锻炼,定期随访。

一、发病前预防

1. 均衡营养

饮食上注意均衡营养,也就是每餐吃齐四类食物(五谷、蔬果、乳类和肉类)里的七大营养成分(水分、糖类、蛋白质、脂肪酸、维生素、矿物质和纤维),但能量和油脂不超标,纤维足量,每日以五谷和蔬果为主食,作为每日能量的主要来源,维生素和矿物质不缺,水分足够,蛋白质也充足。

避免过多高脂肪、高能量、高蛋白的食物的摄入,少吃腌腊制品,多吃纤维素高的,特别是蔬菜、水果,做到不吸烟,少饮酒,以减少大肠癌的发生。

2. 适度锻炼

适度锻炼有利于人体抗病能力的提高。缺少运动不利于食

沪上中医名家养生保健指南丛书

物的消化和吸收,适当体育锻炼,控制体重,以增强机体免疫力。但对于老年人,运动不宜过度激烈,选择较为舒缓的锻炼方式,例如太极拳、八段锦、慢走散步等,微微出汗即可。此外,饭后可适当散步,上班族可选择爬楼梯代替电梯、提前下公交车进行步行以达到适量运动的目的。

3. 规律生活

生活要有一定规律,适时养生,养成良好的作息时间,春夏季早睡早起,秋冬季早睡晚起,不熬夜,保证充足的睡眠。饮食不宜过饥过饱,睡前减少饮食,晚餐亦不宜太晚,宜清淡。不宜多食过热、过寒、过辣的食物。气候的转换及时增减衣物,特别是秋冬季节,应及时添加衣服,避免胃肠受寒,防止外邪诱发致病。

4. 定期检查

定期检查,可达到早期发现、早期诊断、早期治疗的目的。通常于 50 岁开始每年进行 1 次大便隐血检查,直肠指检可作为补充检查,每 5 年 1 次的纤维乙状结肠镜也可以考虑,但大便隐血检查阳性者,应进行全结肠的有创检查(如结肠镜等)。

5. 筛查高危人群

高危人群是指年龄>50 岁、具有大肠癌或腺瘤家族史、有长期慢性炎性肠道疾病史或具有遗传易感性的人群。对于这些高危人群,应每年在体格检查的同时重视对大肠癌疾病的发现。对已患有大肠腺瘤的患者,应在术后每 1~2 年进行 1 次结肠镜检查,若 5 年随访结果为阴性,以后可考虑每 5 年进行 1 次;对有家族史的人,应从 40 岁开始定期检查;对患有慢性炎性肠道疾病患者,结肠镜随访应在患结肠炎 8 年以后或患结肠炎包括左侧结肠炎 15 年以后每年进行 1 次。

二、发病后养护

1. 调畅情志

肿瘤患者由于对疾病的恐惧,常常情志不舒,精神抑郁,容易引起体内气机逆乱,阴阳气血失调,脏腑功能失常,所以有必要了解更多的有关大肠癌防治的科学知识,尽量与医务人员多多沟通,家属应经常与患者谈心,劝慰、开导患者,给予患者精神上的鼓励、支持,激发其树立战胜疾病的信心和毅力,正确对待所患疾病,鼓励其树立未来的生活目标,保持良好心态,积极配合治疗,以利气血调和,促进康复。可尝试运用中医心理调摄,如情致相胜法、告之导之法、行为纠正法、移情易性法。

大肠癌在外科手术后根据病情的需要有时会在腹部造瘘形成人工肛门,这会对患者的生活带来一定的不方便,肛门袋的使用也会影响穿衣等仪容,患者需要一定的时间来适应这种生活的改变,因此,医务人员及家属应耐心解释腹部造瘘在根治中的重要性,介绍有关人工肛门的护理知识,动员性格开朗的患者现身说话,从而消除患者的顾虑,积极配合医师治疗。

2. 积极治疗

外科手术切除是早期直肠癌首选的治疗方法,直接有效的切除肿瘤,疗效显著。大部分早期直肠癌患者在手术治疗后并为减少复发而行辅助治疗的,有获得治愈的可能。放化疗也是早期直肠癌治疗的常用方法,通过使用各种不同能量的射线照射肿瘤,以抑制和杀灭癌细胞的一种治疗方法。放疗可单独使用,也可与手术、化疗等配合,作为综合治疗的一部分,以提高癌症的治愈率,在手术前先作一段时间放疗使肿瘤体积缩小些,可使原来不能手术的患者争取到手术的机会。

中医药治疗在辨病基础上强调辨证施治,健脾益气贯穿始终,辅以清热解毒、软坚化痰,术后中西医结合治疗对降低复发转移、抑瘤肿瘤生长、提高生存质量、延长生存期有良好的作用。

3. 定期随访

由于恶性肿瘤易转移复发的特性,在患大肠癌后中西医结合治疗过程中,患者应定期复查相关肿瘤指标,以便观察病情是

沪上中医名家养生保健指南丛书

否稳定。如有复发或转移,及时发现,及时治疗,仍然会有比较好的预后。例如在基本的血常规、肝功能、肾功能、心电图的检查基础上,应特别重视大便常规及隐血试验,术后 2 年内每 3～4 个月复查 1 次,之后每半年复查,共 5 年。对于肿瘤标志癌胚抗原(CEA)、糖链抗原 19 - 9(CA19 - 9)、糖链抗原 242(CA242)等:术后 2 年内每 3～4 个月复查 1 次,之后每半年复查,共 5 年。肠镜检查应在术后每年复查 1 次,如有异常,重复检查。同时影像学检查也有利于评价肿瘤大小,发现复发转移灶,所以腹部 CT 或 MRI 检查应在治疗前、治疗开始后每 2～3 个疗程后复查评估;手术后每年复查 1 次,如有异常,重复检查。

4. 饮食调适

大肠癌患者由于手术、放化疗等多种原因,部分患者常有反复发作、迁延不愈的腹泻,消化能力弱,故饮食上应多吃些易消化吸收的食物。对于晚期大肠癌便中带血的患者,应减少对肠道刺激的食物,尽量软食,少服或不服刺激性和辛辣的食物,以免机械性或化学性的刺激肠道,导致病情加重。患者久泻或晚期患者长期发热、出汗,损伤津液,宜多饮水或汤液,主食可以粥、面条等半流质饮食为主。患者多有食欲缺乏、恶心,甚至呕吐等症状,故宜摄取清淡饮食,切忌油腻。大肠癌晚期患者久泻、便血、发热,大量营养物质和水分丢失,身体消瘦,气血两亏,宜服富有营养的滋补流质药膳。

推荐下列药膳进行日常防治。

(1) 马齿苋绿豆汤

组成:马齿苋 20 克,绿豆 10 克。

用法:马齿苋、绿豆洗净,同置锅中,加清水 1 000 毫升,急火煮开 5 分钟,文火煮 30 分钟,滤渣取汁,分次饮用。

功效:清利湿热。适用于湿热下注型大肠癌患者,主要症状有腹部阵痛,里急后重,肛门灼热,恶心欲吐者。本方对脾虚泄泻者不宜。

（2）赤小豆薏米粥

组成：赤小豆 50 克，粳米 50 克，生薏苡米 30 克。

用法：先将赤小豆、生薏米浸透，以文火煮烂，加粳米共煮成粥，加糖服食。

功效：清热利水，散血解毒。方中赤小豆甘酸平，行水，清热解毒，散血消肿；生薏苡米甘淡微寒，健脾渗湿，清热排脓，祛风除湿；粳米补脾和胃。适用于湿热蕴结型肠癌患者，可常服。

（3）佛手柑粥

组成：佛手柑，水，粳米，冰糖适量。

用法：每次取佛手柑 10～15 克，加水 200 毫升，煎至 100 毫升，去渣，入粳米 50 克，冰糖适量，再加水 400 毫升左右，煮成稀粥。每日 2 次，温热服食。本粥首载于《宦游日札》一书，是由佛手柑和粳米加水煮成，具有行气止痛、健脾开胃之功效。适用于治疗大肠癌有腹胀表现的患者。

（4）桃花粥

组成：鲜桃花瓣 4 克（干品 2 克），粳米 100 克。

用法：将粳米煮粥，粥熟，放入桃花瓣，稍沸即可。

功效：消肿满，下恶气，利宿水，消痰饮积滞，治大便艰难。桃花粥乃唐代民间岁时食品，寒食节前后，以新鲜之桃花瓣煮粥，至明末此俗犹存。桃花偏凉，通便即停，不易久服。

（5）核桃莲肉糕

组成：核桃仁 100 克，莲肉（去芯）300 克，芡实粉 60 克，糯米 500 克。

用法：核桃、莲肉加水煮烂，捣碎成泥。糯米浸水 2 小时后，与桃肉莲泥及芡实粉置盆内隔水蒸熟，稍凉切块，撒白糖一层。每日早晚各 1 次，酌量服通知，连服 10～15 天。

功效：温肾健脾，厚肠止泻。核桃甘温补肾，莲肉甘涩性平，能补脾涩肠，交通心肾。诸药合制成糕，厚肠胃，因精气，除寒湿。芡实甘温性平，健脾止泄，益肾固精。

沪上中医名家养生保健指南丛书

(6) 贞杞猪肝

组成：女贞子 30 克，枸杞子 35 克，猪肝 250 克，葱、姜、植物油、糖、黄酒。

用法：女贞子、枸杞子装入纱布袋中，扎紧袋口，加水煎煮 30 分钟，去纱布袋留药汁。猪肝洗净，用竹签刺些小孔，下入药汁内，煮 1 小时后捞出切片待用。油锅烧热，放入葱、姜下锅，再放入猪肝，加黄酒、酱油、糖、药汁烧沸用武火收汁，最后用淀粉勾芡即可。

功效：养肝补肾，滋阴补虚。适用于肝肾阴虚型肠癌患者。

(7) 黄芪猴头汤

组成：猴头菇 250 克，黄芪 50 克，鸡肉 500 克，胡椒粉、生姜、葱白、料酒、食盐、味精各适量。

用法：将猴头菇洗净，用温水泡发后捞出切片，发猴头菇的水用纱布过滤待用；鸡肉洗净切块；黄芪揩净切片。把鸡块、黄芪、姜片、葱节、料酒、发猴头菇的水和少量清汤一起放入锅内，用大火烧沸后改用文火炖 90 分钟，放入猴头菇片，再煮 45 分钟，加入精盐、味精和胡椒粉调味即可。

功效：补中益气，养血生津。适用于气血两虚型大肠癌患者。

(8) 黄芪参枣粥

组成：生黄芪 300 克，党参 30 克，甘草 15 克，粳米 100 克，大枣 10 枚。

用法：将生黄芪、党参、甘草切片，装入纱布袋中，扎紧口，放入锅内，加入清水，熬煎成汁，去药袋留汁。再加入粳米、大枣，加适量清水，先用大火烧沸，再转用慢火熬煮米成粥。

功效：补中益气，健脾养血。适用于气血不足的患者。

5. 运动调理

运动对于提高癌症患者的生活质量，改善心血管和呼吸功能，提高体能，调节情绪，减少卧床情况下的肌肉萎缩，增加肌力和耐力,延长生存期等。气功治疗有疏通经络、畅通气血、调节情志的功效,从而达到强身健体、防治肿瘤的作用。可根据自身情况,选练郭林气功、太极拳等。

6. 穴位按摩

穴位按摩具有疏通经络、滑利关节、调整脏腑功能,增强人体抗病能力的作用。

常用穴位:合谷、内关、足三里、涌泉穴等。肠癌用穴有三阴交、大肠俞、关元、中极、天枢等穴。按摩双侧合谷、足三里、上巨虚穴,并联合足浴能有效地促进肠癌术后患者肠蠕动的恢复,预防术后腹胀的发生。

按摩方法:用拇指左右旋转揉按穴位各 40 次,每日早晚各1 次。按摩时要保持自然呼吸,并注意呼吸节律。

第四章
泌尿系统与男性生殖
系统恶性肿瘤

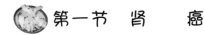

第一节 肾 癌

✚【疾病概况】

肾癌又称肾细胞癌,系指起源于肾小管上皮细胞的恶性肿瘤,可发生于肾实质的任何部位,但以上、下极为多见,少数侵及全肾,左、右肾发病机会均等,双侧病变占 1%～2%。肾癌在我国泌尿男生殖系统肿瘤中占第 2 位,发病率仅次于膀胱癌,占成年人恶性肿瘤的 2%～3%。发病年龄可见于各年龄段,高发年龄为 50～70 岁,患者平均发病年龄为 65 岁,男女性之比约为2∶1。

肾癌的确切病因尚不清楚,可能与以下因素有关。

(1) 遗传因素

肾癌是一种异质性肿瘤。肾癌家族史是危险因素之一。研究显示,肾癌患者的一级和二级亲属的相对风险度为 2.9。通过研究不同组织类型的遗传性肾癌,发现多种与肾癌密切相关的基因,如 VHL 基因、c‐MET 基因、FH 基因、BHD 基因等。

(2) 吸烟

是肾癌形成的重要诱因之一。20%～30%的男性肾癌患者和 10%～20% 的女性肾癌患者有吸烟史。

(3) 肥胖

与肾癌的发生有一定的相关性。女性重度肥胖人群患肾癌的风险更高。

(4) 高血压及抗高血压药物

高血压及降压药对肾癌发病的影响难以完全区分,但目前认为高血压起主要作用。最新研究发现,有高血压病的人患肾癌的风险度增加 1.4～2 倍。

(5) 职业与环境因素

长期接触镉、氯化有机溶剂、石油化工制品等与肾癌的发病有一定关系。

(6) 其他因素

长期透析,利尿药的使用,放射、输血史,糖尿病,滥用雌激素等都可能与发病相关。

肾癌属于中医学"肾积"、"溺血"等范畴。中医学认为其病因主要是肾气精血不足,湿热、瘀毒蕴结所致。病理特点是本虚标实。本虚由于饮食失调,脾失健运,久病及肾;或年老体弱,肾气衰退;或房劳太过,损伤肾气,导致肾气不足,脾肾两伤,水湿不化,湿毒内生,积于腰府。标实由于起居不慎,身形受寒,寒邪外侵入里;或外受湿热邪毒,入里蓄积,下注膀胱,烁灼经络。内外合邪,结于腰府,久致气滞血瘀,凝聚成结块。

肾癌的三大典型临床表现为血尿、腰痛和腹部肿块。而目前,此经典的"肾癌三联征"临床出现率不到 15%,并且这些患者诊断时往往已为晚期。无症状肾癌的发现率逐年升高。10%～40% 的肾癌患者临床上可出现副瘤综合征,表现为高血压、贫血、体重减轻、发热、肝功能异常、高钙血症、高血糖、红细胞沉降率增快、红细胞增多症、神经肌肉病变、溢乳症、凝血功能异常等改变。肾癌患者中约 30% 为转移性肾癌,因肿瘤转移所致的骨痛、骨折、咳嗽、咯血等症状就诊。

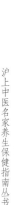

沪上中医名家养生保健指南丛书

中医治疗肾癌,针对其本虚标实的病机特点,采用补肾健脾,滋阴泻火,清热利湿的方法予以辨证施治。临床上常见脾肾两虚和阴虚火旺两型患者。前者表现为面色㿠白无华,形体消瘦,虚弱无力,不思饮食,腹胀腰痛,尿血,舌质淡,苔薄白,脉沉细无力。治以健脾补肾,益气养血,清热利湿。后者以潮热盗汗、咽干口燥、心烦失眠、腰膝酸软,舌质红,少苔,脉细数为主要表现。治以滋阴泻火,清热解毒。

肾癌预后与分期等有关。一般来说,根治术后早期局限性肾内肿瘤5年生存率可达60%～90%,但若肿瘤超过肾周筋膜5年生存率仅2%～20%。

➕【养生指导】

肾癌的养生指导原则:针对与肾癌发病相关的因素,如吸烟、饮食营养、家族遗传、环境因素、肥胖、高血压等采取相关预防措施。增强体质,定期检查,做到肾癌早发现、早诊断、早治疗。发病后注意心情调适,合理饮食,积极锻炼,配合治疗,坚持随访。

一、发病前预防

1. 尽早戒烟

吸烟是肾癌发病的重要诱因。患肾癌的风险随着吸烟量的增加而明显增加,每日吸烟量超过21支的重度吸烟者相对风险明显增加,男性为2.03,女性为1.58。吸烟≥30年患病风险上升。同时发现随着戒烟时间的延长,患肾癌的风险逐渐降低,戒烟10～15年后患病风险下降15%～30%。被动吸烟者患肾癌的危险性同样增加。所以,尽早戒烟是降低罹患肾癌风险的重要措施之一。

2. 饮食及运动

饮食宜清淡,适当进食鱼、鸡蛋及少量动物瘦肉,加强体育锻炼,增强抗病能力。多摄入新鲜蔬菜、水果。研究证明,新鲜水果、蔬菜中含有一种特殊的抗氧化物质,这种物质具有很强的抑制肿瘤形成的功能。少摄入高脂肪、高能量食物,每日保证运动,控制饮食,避免肥胖、高血压,禁食变质食物。所谓病从口入,一些发霉变质的食物切不可食用,日常也要少吃一些腌制的食物,比如咸菜、酸菜、腌肉等,这些食物对肾癌的预防比较重要。

3. 谨慎用药

人体内产生的很多"垃圾"都是通过肾脏由尿液排出,其中也包括药物在体内的代谢产物。有些药物对肾脏有明显的毒性和不良反应,包括庆大霉素和卡那霉素等抗生素药物、非甾体类抗炎镇痛药和一些复方感冒药。已有报道滥用抗炎镇痛药或利尿剂可能是促进肾癌发生的因素。因此,没有明确诊断为发热感染性感冒的患者,不要自行服用抗生素药物。感冒发热后也不应随意吃药,而是要在医师的指导下根据自身的症状正确服用。尤其是肾功能不佳及已患有慢性肾脏病的人更要谨慎用药。

4. 积极控制高血压、糖尿病

以前的研究已显示肥胖和高血压、糖尿病可增加罹患肾癌的危险性,长期的高血压会导致肾动脉的粥样硬化,肾小动脉可发生脂肪玻璃变性,可造成肾单位萎缩,严重者引起肾衰竭。长时间的血糖控制不良会造成肾脏增大和超滤状态,出现肌酐清除率降低和持续性微量蛋白尿,均会加重肾脏负担。所以应当倡导清淡饮食,减少高脂肪、高能量食物的摄入,使血压、血糖控制在正常范围内。

5. 定期体格检查

40岁以上男性及接触金属铺的工人、报业印刷工人、焦炭工人、干洗业和石油化工产品工作者要定期体格检查。一般肾癌在早期很难被注意到,多数在确诊时候已经是中晚期,一旦出

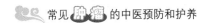

现了腰痛、血尿等症状，说明病情基本上已经到了中晚期。所以，定期体格检查是早期发现肾癌的根本方法。对于40岁以上，尤其有吸烟等不良生活方式和家族肾癌病史的男性，有化学致癌物质接触史的每年体格检查1次尤为重要。

二、发病后养护

1. 心情调畅

不良心理因素与肿瘤的发病有着密切关系。而肿瘤患者的心理状态，则对肿瘤的康复治疗亦产生十分重要的影响。肿瘤患者的不良心理状态和紧张情绪，可以通过中枢神经系统使机体的免疫功能降低，表现为巨噬细胞吞噬能力下降，胸腺功能失调，抑制抗体产生，自身稳定与免疫监视功能进一步障碍，从而机体的抗肿瘤能力降低，促进肿瘤的迅速发展。与之相反，乐观情绪可以使患者从思想上正确地对待癌症这一难治之症，相信癌症是可以战胜的。这样患者的情志条达，情绪稳定，对生活充满希望，从而生活安排得合理有序，像正常人那样生活和工作，提高了自己的生存质量，增加了癌症的长期控制，甚至达到临床治愈的可能性。

2. 了解相关疾病知识

多了解一些疾病的知识，以更好地配合医师治疗。

临床上依据肾癌的病变程度分为局限性肾癌（Ⅰ期、Ⅱ期肾癌）、局部进展性肾癌（Ⅲ期肾癌）和转移性肾癌（Ⅳ期肾癌），治疗原则也相应不同。

外科手术是局限性肾癌的首选方法，也是目前公认的可能治愈肾癌的方法。包括保留肾单位手术和根治性肾切除术。

局限进展性肾癌首选治疗方法为根治性肾切除术，而对转移的淋巴结或腔静脉瘤栓需根据病变程度、患者的身体状况等因素选择是否切除，术后尚无标准辅助治疗方案，但维持运用干扰素等免疫治疗药物是有益的。索拉菲尼等一些靶向药物对肾癌的治疗疗效尚有限。

由于肾癌切除手术、干扰素、靶向药物外尚无其他有效的西医治疗方法。故中医在控制肿瘤、预防肾癌复发转移上有其良好的作用。中医学认为肾癌的发病主要是肾气精血不足,湿热、瘀毒蕴结所致,所以治疗以全身调理为主,益气养精、解毒利湿,全面提升机体免疫功能,增强抗病能力,有效抑制肿瘤细胞的生长、转移。

3. 坚持随访

美国国家综合癌症网络(NCCN)、肾癌专家组建议采用UICC判定局限性或局部进展性肾癌术后复发或转移的危险程度,并依据肾癌危险程度的高低决定患者随访时间间隔以及随访检查的项目。采用该方案有利于对患者选择性地进行影像学检查,避免过度的医疗行为或忽视随诊检查。

指南推荐对低危患者可延长随访间隔,术后5年内每年进行1次胸部CT检查,每2年进行1次腹部CT检查即可。而对高危患者,则应加强监测胸部CT,前3年每6个月1次,后2年每年1次,腹部CT检查前2年每6个月1次,以后每年1次。

4. 饮食宜忌

戒烟是预防肾癌的一个重要环节,也是得病后要坚持做到的环节。注意不吃霉变的食品,少吃含有某些致癌化合物的食品。

肾癌治疗后,应适当饮水,以增加有害物的排出。可以选择上好的绿茶,每日泡茶饮用,茶有一些解毒作用,去除"热毒"。茶叶中所含的茶多酚等成分,有抗癌作用。除了饮用茶叶之外,甘蔗也有益,甘蔗不但有补益作用,所谓"助脾",而且可"清热生津"。木瓜也可食用,木瓜含有一种叫木瓜蛋白酶的成分,具有一定的抗癌作用。肾癌患者应用靶向药物时,往往会出现手足皮肤溃烂、裂开等,有时会伴有口腔溃疡,此时多吃些茶、甘蔗、木瓜等以减轻些症状。

肾癌常会有尿血,或者小便中找到红细胞,可以选择一些菜肴,作为食疗方法。如番茄、黄瓜,夏季能生食时更好,也可饮用番茄汁、黄瓜汁。此外,丝瓜、莲藕、荠菜、芹菜对止血也有一定帮助。

5. 积极运动有益身心

长期坚持运动的人,比不运动者患癌率要少90%;即使是癌症患者,适量的运动也关乎康复的效果。生命动则不衰,乐则长寿。康复期的癌症患者进行科学适量的体育锻炼,具有非常重要的意义。一方面,患者在锻炼中通过人际交往,使紧张、苦闷、孤独的心情松弛下来,从而鼓起战胜疾病的信心,建立一个较为健康的心理状态;另一方面,合适的锻炼又能明显改善体质,增强机体的抵抗力,使患者从身心两方面得到改善,对巩固疗效、促进身体康复有积极意义。

第二节　膀　胱　癌

✚【疾病概况】

膀胱癌是泌尿系统中最常见的恶性肿瘤,世界范围内,膀胱癌位列男性最常见实体瘤的第4位,在女性位列第7位,男性多发于女性。每年新诊断的膀胱癌患者超过35万例。美国癌症协会统计2006年美国膀胱癌新发病例为61 420例,死亡病例为13 060例。在我国,2005年男性标化发病率为4.0/10万,女性为1.5/10万。近几年,我国部分城市膀胱癌的发病率呈现稳中有升的趋势。国内大城市中如北京、上海、天津,膀胱癌的发病率已位列男性常见恶性肿瘤的第6位,而死亡率位列第7位。与世界其他国家相比,如北美和西欧,我国仍属膀胱癌发病率较低的国家之一。膀胱癌好发年龄为51～70岁,发病高峰为65岁。发病时80%～85%患者肿瘤局限于膀胱,15%～20%有区域淋巴结转移或远处转移。吸烟和职业接触芳香胺已经是明确的膀胱癌危险因素,膀胱癌是否具有遗传性,目前还没有明确的证据证明,但是患者的直系亲属患膀胱癌的危险性是无家族史者的 2 倍,这可能跟家庭成员容易暴露于相似的危险因素中有关。

　　膀胱癌的病因至今还未完全明确,西医认为膀胱癌的发病与下列因素有关:①芳香胺类,长期接触芳香胺类的工种,如染料、皮革、橡胶、油漆工等,可出现较高的膀胱癌发病率。主要原因之一是接触了 2 -萘胺、联苯胺、4 -二氨基双联苯、4 -氨基双联苯等芳香胺物质。这些物质进入人体内后,经肝脏代谢随尿液排泄流入膀胱,再由葡萄糖醛酸苷酶分解成 α -氨基萘酸,而使其具有致癌作用,产生职业性膀胱癌。②吸烟,烟草中能导致膀胱癌的特异性致癌物尚未被确定,研究显示烟雾中存在的亚硝胺、2 -萘胺和对氨基联苯增加了吸烟者尿中色氨酸的代谢产物。吸烟者尿中致癌物质色氨酸的代谢增加 50%,这些代谢产物可直接影响细胞的 RNA 和 DNA 的合成。这些代谢产物经肝脏作用排泄流入膀胱,具有致癌作用。③饮水中的致癌物,饮用经氯消毒并且含有氯化副产物的自来水,可使膀胱癌危险性增加;我国台湾和南美阿根廷的饮用水中的砷污染也与膀胱癌危险性增加有关。④尿道疾病,尿道上皮长期受到慢性刺激或人体代谢产物使尿中致癌物水平增高,可使尿路上皮增殖后癌变,例如膀胱鳞癌与埃及血吸虫感染或膀胱结石有关。⑤药物,大量服用含非那西汀的止痛药可使膀胱癌危险性增加,用环磷酰胺治疗的淋巴瘤患者膀胱癌发病的危险性可增高几倍,且肿瘤常为浸润性。⑥家族史,膀胱癌患者的直系亲属患膀胱癌的危险性约为无家族史者的 2 倍,年轻膀胱癌患者的直系亲属危险性更高。但是有研究显示大量摄入液体、蔬菜和水果,可使膀胱癌的发病危险降低。

　　膀胱癌属于中医学"尿血"、"癃闭"、"淋病"、"溺血"、"血淋"

沪上中医名家养生保健指南丛书

等范畴。《素问》曰:"胞移热于膀胱,则癃溺血"、"少阴涩则病积溲血"。中医学认为风寒暑湿燥火等外因容易侵袭五脏,日久不散,淤而化热,热灼伤津,久成痰结块而致癌瘤。同时患者素体虚弱饮食劳倦所伤,七情太过或不及等内因,也会导致膀胱癌的发生。《景岳全书》中指出:凡癃闭之证,其因有四,"有火邪结聚小肠膀胱者";"有因热居肝肾";"有气实而闭者,有气虚而闭者";"小水不通是为癃闭,此最危最急证也……数日不通,则奔迫难堪,必致危殆"。

膀胱癌主要症状是无痛性肉眼血尿或显微镜下血尿,血尿多为全程,间歇性发作,有时可伴有血块。当患者表现为镜下血尿时,往往因不伴有其他症状而漏诊误诊。膀胱癌可以伴有尿频、尿急、尿痛膀胱刺激症状,约占 10%,早期较少出现,出现膀胱刺激征提示膀胱癌伴有感染或病位发生在膀胱三角区地带。膀胱癌会出现排尿困难,甚至尿潴留。随着肿瘤增大,膀胱癌会出现上尿道阻塞症状,表现为肾盂积水,严重的腰酸腰痛、发热等症状,进而产生急性和慢性肾功能不全。晚期会出现一系列的全身症状,包括恶心、食欲减退、发热、消瘦、贫血、衰弱、恶病质等。也会发生盆底周围浸润或向肝、肺、骨等器官远处转移并出现相应症状。

根据该病的病因病机和临床辨证,本病可分为肺热壅盛、膀胱实热、肝郁气滞、瘀血内阻及脾胃气虚、肾气不固、肾虚火旺 7 型。前 4 型属邪实较重,多有热毒症状,以尿血鲜红,小便黄赤,舌红,苔薄或薄黄,脉数等为主要表现。以清热泻火,凉血止血为主要治法,再辨证加减药物,疗效显著。后 3 型属本虚,多为膀胱癌晚期证型。以尿血色淡,小便不畅,腰膝酸软,气短乏力,舌淡苔薄,脉细为主要表现。临床上以补脾健肾,凉血止血为主要治法,再辨证加减药物,取得良好疗效。

膀胱癌的治疗效果与病理类型、疾病发现早晚、疾病证型和患者本身的免疫能力密切相关,鳞癌和腺癌恶性程度高,除手术切除外,对化疗、放疗不敏感,治疗效果差。膀胱癌晚期伴有转移者预后较差。

【养生指导】

膀胱癌的养生指导原则:针对与膀胱癌发病相关的因素,如生活工作环境、饮食营养、生活方式等采取相关预防措施。定期进行体格检查和局部检查,及时治疗膀胱慢性疾病,做到膀胱癌早发现、早诊断、早治疗。发病后注意心情调畅,配合治疗,积极锻炼,合理饮食,坚持随访。

一、发病前预防

1. 改善生活、工作环境

与对从事染料、皮革、油漆、石化等工业行业工作的易感人群来说,应减少直接接触相应物质的时间,加强劳动保护措施,并让相关人员了解有关方面的知识,定期进行体格检查和局部检查。及时治疗膀胱慢性疾病,对长期患有慢性膀胱感染、膀胱结石的患者来说,应积极治疗,力争根治,避免有了症状时才去治疗,无症状时停止治疗的现象,以减轻和避免膀胱慢性刺激。

2. 改变不良生活方式

戒除不良的生活习惯和避免服用致癌药物,避免主动吸烟和被动吸烟可以降低膀胱癌的发生率,避免长时间大量服用非甾体类解热镇痛药物,以减少致膀胱癌的机会。中医学认为膀胱癌形成是因为肾脏气化不利,湿邪下注,郁而不去,日久化热,形成湿热,湿热壅结下焦,膀胱开合不利,经脉之气流通不畅,血行不利,涩于膀胱,湿滞成痰,血滞成瘀,痰瘀凝结。注意生活起居,保持正气,避免外邪,可以预防肿瘤的发生。

3. 饮食营养

饮食结构提倡均衡、多样化,注意多食杂粮,荤素搭配,以保证身体所需的营养素和各种必需氨基酸、锌等微量元素。不要

沪上中医名家养生保健指南丛书

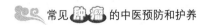

盲目地为了增加营养而摄入过多的高脂肪、高能量、高蛋白的饮食；做到不吸烟，少饮酒。总而言之，饮食营养要均衡全面。

二、发病后养护

1. 调整心态

膀胱癌患者大多存在明显的心理压抑和精神障碍，主要表现为焦虑、紧张、恐惧，甚至不愿意接受自己生病的事实，特别是一些手术患者，往往悲观压抑。所以积极调整好心态对疾病的恢复和生活质量的改善有着重要意义，中医学认为，心理压抑会导致气机紊乱、气血循环不畅通，有可能加重癌细胞的扩散，导致短期内复发。所以首先要减轻患者的恐惧心理，要用医学理论和临床治疗的案例使他们对治疗有信心，并多了解一些疾病的知识，以更好地配合医师治疗。绝大多数患者生命期较长，特别是一些早期膀胱癌。克服消极情绪后，要以坚强的意志克服治疗中出现的一些毒性和不良反应，坚持不懈地参加各种体能锻炼。系统治疗结束后多参加一些社会活动，如抗癌俱乐部、癌症康复协会等，多接触积极正面的环境和信息。保持心态的乐观，情绪的稳定，良好的人际关系和社会交往，不但可以巩固临床的疗效，也是临床治疗的继续。

2. 了解疾病知识，配合治疗

中医中药在治疗膀胱癌方面经验丰富，尤其在提高机体免疫，减轻膀胱灌洗药物毒性和不良反应及防术后复发转移上有一定疗效。在膀胱内药物冲洗期间，一些患者会出现食欲减退、恶心、脱发、白细胞下降、肝肾功能损伤等毒性和不良反应，服用健脾和胃、补精生髓的中药能有效减轻不良反应。此外，尽管经手术切除了局部病灶，化疗药物尽可能地消灭了残留的癌细胞，但仍有一小部分癌细胞无法彻底消灭。且手术、放化疗结束后，机体免疫机制受到不同程度损伤，免疫监视功能的削弱会导致残留癌细胞死灰复燃，出现复发转移，严重影响患者的预后。此时及时服用益气健脾、滋阴泻火的中药,能扶助正气,尽快调节免疫机制的平衡,同时结合清热解毒、化痰散结、活血软坚的中药积极控制肿瘤生长,预防肿瘤的复发和转移。

3. 针灸治疗

针灸的作用在于调和阴阳,疏通经络,扶正祛邪。

1) 针灸 主穴取关元俞、膀胱俞、肾腧、承扶、三阴交、阴陵泉等穴,配穴取内关、翳风、复溜,耳穴取肾、肾上腺、内分泌、心、脾、肝等补泻交替,每日 1 次,每次留针 20~30 分钟。适用于各期膀胱癌。

2) 针刺和穴位注射止痛 取关元穴、三阴交、肾腧穴,并以0.5%~1%的普鲁卡因皮试,穴位注射。连续 10~15 次,休息1 周再开始第 2 个疗程。适用于膀胱癌腰腹痛者。

3) 电极刺激 将电极板接于疼痛处,以负极放于疼痛对侧处,以中频率刺激,适用于膀胱癌疼痛者。

4. 药膳食疗

患者在饮食上加以调理,可以使治疗起到事半功倍的效果。中医讲药膳同源,根据患者病情和体质,施以不同的饮食对于膀胱癌患者的恢复有帮助。膀胱癌患者如有反复发作或持续性血尿,患者应安心静养,血尿期宜多饮水,需选用清热、养阴、凉血、止血之饮料,如藕汁、梨汁、橘汁、西瓜汁、菜汤,或以中药食疗如鲜白茅根、鲜车前草、鲜小蓟草等煎水代茶频饮。病程中常兼夹湿热下注证候,宜多饮水,进清淡饮食,并选用清热利湿,通淋利水的食物,如茯苓、生薏苡仁、白菜、荠菜、丝瓜、萝卜、赤小豆、绿豆、新鲜水果,或鲜蒲公英、鲜茅根、鲜芦根等煎水代茶饮,使湿热从小便排出。膀胱癌患者因反复尿血,迁延日久,耗精伤血,最终引起严重的贫血、营养障碍及代谢异常,而导致形体虚弱,倦怠少力,消瘦,正气耗伤,需及时补充营养摄取含有丰富蛋白质、氨基酸、高维生素的食物,如牛奶、蛋类、豆浆、瘦肉、鸡、鸭、鱼、鳖、桂圆、莲子、桑葚、新鲜水果和蔬菜,以提高抗病能力。膀胱癌患者病程中或放化疗后常出现恶心、呕吐、腹胀腹满、口中乏味、食欲不振等症状,宜食清淡,易于消化的食物,避免进食滋腻肥厚或煎炸食品,可进食大米粥、小米粥、薏米、蛋羹、烂面、软饭、蔬菜、水果等,少食多餐,细嚼慢咽,便于消化。不要食用辛辣刺激食物,如辣椒、花椒等燥热动火之品,以免加重病情。膀胱癌手术后复发率很高,要积极采取预防措施,除放化疗及试用其他中西药外,选用具有抗肿瘤的食物或药膳,既可满足营养,又可防癌抗癌。下面列举几个抗膀胱癌的药膳:荠菜冬笋,可烧菜佐餐服食;丝瓜鸭血汤;赤豆当归饮,可清热解毒,凉血止血,用于湿热瘀毒型膀胱癌。贞莲桑密膏,原料:鲜桑葚、女贞子、墨旱莲、白蜜炼成膏。桑葚枸杞粥,可补肝肾养血生津,清虚热凉血止血,适用于肝肾阴虚型膀胱癌。参芪鸭汤、黄精炖猪肉、人参黄精甲鱼,可大补元气,益气生津,扶正抗癌,适用于气阴两虚型膀胱癌。

第三节　前列腺癌

【疾病概况】

前列腺癌是男性生殖系中非常重要的一种肿瘤,在欧美常见恶性肿瘤中居第 2 位,而在美国前列腺癌发病率在所有恶性肿瘤中居第 1 位,死亡率居第 2 位,仅次于肺癌。前列腺癌的发病地区分布并不均衡,在发达国家前列腺癌占肿瘤新发病例的19%,而在发展中国家仅占 5.3%。中国是前列腺癌发病率较低的国家,2002 年的标化发病率为 1.6/10 万,远低于美国的124.8/10 万。我国前列腺癌的发病率虽远低于西方国家,但近年来呈显著增长趋势,如上海 1997～1999 年的发病率较1985～1987 年增加了 3.5 倍。

目前认为与前列腺癌发病率相关的危险因素如下。①年龄因素:资料显示,前列腺癌与年龄呈明显正相关,其发病率在<39岁时为 1/10 万,40～59 岁期间为 1/103,而 60～79 岁期间则为1/8。随着人类寿命的不断延长,死于前列腺癌的可能性也不断增大。②种族因素:前列腺癌的发病率在不同人种之间存在显著差异,美国的一项调查研究显示,前列腺癌的发病率及死亡率由高至低依次为黑种人、白种人、黄种人。每年死于前列腺癌的黑种人数为白种人的 1 倍。③家族史:也是目前已明确的易导致前列腺癌的危险因素之一。一级亲属患有前列腺癌的男性的发病危险是普通人的 2 倍,并且当患病亲属个数增加或亲属患病年龄降低时,本人的发病危险随之增加。值得注意的是,遗传因素的作用在年轻患者中体现更为明显。④食物因素:有学者认为,食物中的脂肪成分、脂溶性维生素 A、维生素 D、维生素 E 及微量元素锌等可影响体内性激素的产生,从而影响前列腺癌的发病。⑤激素影响:前列腺是依赖雄激素的器官,正常前列腺上皮生长必须有睾酮的存在,早期前列腺癌是内分泌依赖性的。前列腺癌患者血循环中睾酮水平并不一定升高。其他激素,特别是催乳素、雌激素对前列腺癌的发展亦起一定作用。⑥其他因素:文献提示,输精管切除术、胰岛素和胰岛素样生长因子(IGF)、慢性炎症以及与金属镉接触均被认为有增加罹患前列腺癌的可能性。

根据前列腺癌的主要临床表现及体征,中医学往往将其归入"淋证"、"尿血"、"积聚"等范畴。本病多发于中老年人,正如《内经》所述"男子七八,肝气衰竭于上,筋不能动,天癸竭,精少,肾脏衰,形体皆极",《景岳全书》认为"脾肾不足及虚弱失调之人,多有积聚之病"。诸多医家皆认为,不管是早中期或是中晚期患者,肾气亏虚、湿热下注、瘀血败精聚积下焦是前列腺癌主要的病因病机。

多数前列腺癌早期病变局限无症状,少数可有早期排尿梗阻症状,晚期可出现一些特异性症状。局部症状主要表现为逐渐加重的尿流缓慢、尿频、尿急、尿流中断、排尿不尽、排尿困难、

沪上中医名家养生保健指南丛书

尿潴留或血尿。骨转移是前列腺癌的常见远处转移,其他转移部位可有皮下转移结节、肝大、淋巴结大,下肢淋巴回流受阻时出现下肢水肿,脑转移时致神经功能障碍,肺转移时可出现咳嗽、咯血、胸痛等。晚期患者可出现食欲不振、消瘦、乏力及贫血等表现。

近年来,中医辨证论治前列腺癌临床应用广泛,但由于本病临床表现复杂,不同医家对证治分型认识不尽相同。针对前列腺癌总的病因病机,湿热下注、痰瘀互结、肝肾阴虚、气血两虚4种证型已在临床被普遍认同,以扶正祛邪、标本兼治为总的治疗原则。

前列腺癌的临床分期方法很多,目前尚不统一,多采用 Jewett 分期法:A 期为潜伏型,临床上不能检出,肛诊不能触及肿物;B 期为肛诊能触及肿瘤,肿瘤限于前列腺内;C 期为肿瘤穿破前列腺包膜;D 期为临床和病理均有转移。疾病预后 A 期:发生远处转移的概率为 8%～20%,5 年生存率为 90%～95%。B 期:30%～40% 在 5 年内发生转移,5 年生存率为 60%～70%。C 期:50% 在 5 年内发生远处转移,5 年生存率为 30%～40%。D 期:5 年生存率为 20%,10 年生存率＜10%。

➕【养生指导】

前列腺癌的养生指导原则:重点是针对前列腺癌的诱发因素进行,如饮食调护,改善作息规律,防范外界致癌因素的侵害,保持良好的精神状态,采取相关的预防保健措施,积极了解相关医学常识,定期体格检查,尽早发现,从而使病情能够得到及时的控制。发病后积极治疗,定期复查。通过药物与饮食的调理,改善生活质量。

一、发病前预防

1. 针对诱因,防范外界有害因素

中医常说"虚邪贼风,避之有时",因此要对周围的环境和气

候变化作出及时的调整。从中医学的角度来看,前列腺癌的发生主要与湿热毒邪有关。因此要避免长期在湿热的环境中工作,在湿热旺盛的季节里,也要注意保养,不要让湿热病邪蓄积体内与气血相互搏结,日久而至癌患。此外,还要避免接触金属镉或放射线等致癌物质,尽可能防范外界的致癌因素。

2. 合理饮食,调理脾胃

在 20 世纪 80～90 年代,西方国家男性前列腺癌发病率明显升高。近 10 多年来,我国男性前列腺癌发病率亦明显上升。究其原因,饮食可能是一个重要因素。研究表明,动物脂肪和红肉的过量摄入会大大增加前列腺癌罹患的风险,因为脂肪摄入过多会导致胆固醇合成增加,进一步导致以胆固醇为基础合成的雄激素增加,而雄激素中的睾酮比率增加是前列腺癌的重要发病因素。因此,改变不良的饮食习惯对于前列腺癌的预防显得尤为重要,即饮食结构要合理,多吃蔬菜水果和谷类,少量饮酒,不吃过多的动物脂肪和红肉。

3. 生活规律,顺时调养

生活规律有助于预防疾病,相反则会使人体对环境变化的适应能力下降。对于前列腺癌的预防,应从多方面来考虑,居住环境、饮食、情志等诸因素尽可能达到和谐。建立良好的生活方式习惯,彻底停止吸烟,减少饮酒量,净化环境,避免接触和吸入有害致癌物,勿滥用雌激素、抗癌药物、免疫制剂。经常进行体育锻炼或气功练习,增强体质。要强调的是节制房事,可以避免前列腺的经常、长期充血,有利于本病的预防。

4. 保持良好的精神状态

中医常说"恬淡虚无,真气从之;精神内守,病安从来",意思是说人们要合理调节情志,对引起情绪过极变化的因素要正确看待,才不会生病。对于高发前列腺癌的中老年男性来说,培养良好的兴趣爱好,如书法、绘画、健身运动等,有助于保持良好精神状态,同时也可以帮助缓解精神压力,避免诱发癌症的情志

沪上中医名家养生保健指南丛书

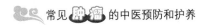

因素。

5. 定期体格检查

由于前列腺癌早期症状很少,当出现局部症状被确诊时,多半已不属于早期而且癌症引起的尿频、夜尿频多,排尿困难以及血尿等局部症状与前列腺增生的症状相似,故易被误诊为前列腺增生。因此,一定要定期体格检查,做简单的直肠指检和血清前列腺特异性抗原(PSA)检查,尤其是40岁以上的人,提早发现与治疗,就能提高前列腺癌的治愈率,切不可疏忽,贻误病情。

6. 让运动成为一种生活方式

研究显示,定期运动可以帮助身体保持健康的激素水平,以避免激素水平增高带来的癌症危险,还可以增强机体的免疫系统,帮助我们保持消化系统的健康。因此应将运动融入日常生活当中以帮助降低癌症的危险,并使之成为一种生活方式。如果你还不习惯每日进行一定量的运动,就从每日30分钟的适度运动开始。可以尝试一些有趣并且容易实现的运动,如快走、慢跑、登山、游泳,老年人亦可以通过打太极拳等方式达到运动锻炼的目的。记住,只要有一点儿运动就比没有运动好! 每日运动越多,癌症的危险性就越低!

发病后养护

1. 积极就医,坚持治疗

前列腺癌的治疗方案包括手术、放疗、内分泌治疗、化疗、免疫治疗及冷冻治疗等,具体的治疗方案应根据患者的年龄、全身状况及肿瘤的分期而定。

手术包括根治性前列腺切除术和盆腔淋巴结清扫术及扩大盆腔淋巴结清扫术。对临床分期为A期、B期甚至C1期的患者均可行根治性前列腺切除术,其中包括保留神经的根治术、扩大的根治术等。对晚期肿瘤患者为解除其膀胱颈部梗阻可行姑息性的经尿道电切除术,目的在于缓解梗阻症状,改善患者的生存质量。

放疗包括外照射、内照射、姑息性放疗以及骨转移同位素治疗。并发症有尿频、排尿困难、血尿等泌尿系症状以及便血、腹泻、大便失禁或肠梗阻等消化道症状。并发症在放射剂量＞50Gy 时易出现,放疗结束后 6 个月内大多数能恢复。

内分泌治疗一直是晚期前列腺癌的主要治疗手段。目前大家普遍接受的首选内分泌治疗是全激素阻断疗法,即药物去势[戈那瑞林(LHRH)激动剂]或手术去势(切除睾丸)加服抗雄激素药物。其次是单纯去势疗法,药物去势患者必须同时加服 1个月抗雄激素药物,以免睾酮水平反跳致病情恶化。再次是单独使用抗雄激素药物。

化疗近年来开始被人们所重视。目前在前列腺癌的治疗中化疗主要是作为晚期前列腺癌的辅助治疗,或用于消灭潜在的转移灶。化疗单独应用不可能治愈原发病变,辅助治疗可延长患者术后的生存期。适宜化疗的前列腺癌患者是指手术后或放疗后肿瘤复发、或对内分泌治疗不敏感的原发性肿瘤。但化疗治疗疗效有限。

冷冻治疗早期主要用于治疗良性前列腺增生,后来渐用于治疗前列腺癌。局部冷冻治疗即可经尿道亦可经会阴,可以直接抵达原发肿瘤病灶处,有可能完全消除局部肿瘤组织,而又不广泛切除组织。其主要并发症是暂时性尿道皮肤渗漏。有文献报道,前列腺癌经会阴冷冻后,患者生存率与相应分期的患者行根治性切除术后的生存率相同。

2. 中医药治疗

中医药治疗前列腺癌以辨证论治、整体调理、兼顾抗癌为特色,可根据患者病情的轻重缓急制订相应的治疗方案。对于前列腺癌根治术后的患者,前列腺特异性抗原(PSA)水平迅速降至正常水平并保持稳定,食欲、睡眠、精神状态等全身情况较好,治疗的重点是扶助正气、疏肝解毒,防止复发,以自我调养或服

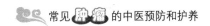

用中成药治疗为主。这些药物具有一定预防肿瘤复发和延缓肿瘤发展的作用。患者经内分泌治疗有效,而且病情得到一定程度控制,但尚不稳定,PSA 时有波动。对这类患者来说,既要维持原有的西医治疗,又要坚持中药汤剂辨证治疗。此时的治疗重点在于积极抗癌,防治病情恶化。常用的中药有龙葵、白英、蛇莓、半枝莲、白花蛇舌草、土贝母等。对于雄激素非依赖性前列腺癌的患者,病情较重,多发生骨转移,中药治疗的原则主要是补益气血、调理脾胃,同时兼以活血软坚及抗癌。常用的中药有黄芪、黄精、太子参、熟地黄、女贞子、骨碎补、自然铜、补骨脂、仙灵脾、炙地鳖虫、桃仁等。

3. 饮食调护

药王孙思邈有言:"若能用食平疴,释情遣疾者,可谓良工。"由此可见多食用一些具有抗癌作用的食物,对前列腺癌治疗可起到一定的辅助作用。研究发现,番茄红素有预防前列腺癌的作用,是一种重要的抗氧化剂,它可抑制肿瘤细胞生长。番茄红素是来自于番茄的一种红色素,烹饪过程中释放出来,而那些没有经过烹饪的番茄则释放较少。因此常吃烹饪过的番茄对于预防前列腺癌的发生有着很大的益处。除了番茄之外这样的食物有很多,如苦瓜、冬瓜、黑木耳、银耳、金针菇、梨、猕猴桃、苹果、百合、核桃、莲子、玉米、黄豆、山药、薏苡仁、山楂等均具有一定的抗癌作用,对前列腺癌的治疗可起到一定的辅助作用。

第四节 睾 丸 癌

【疾病概况】

睾丸癌是男性生殖系统的常见肿瘤,约占男性恶性肿瘤的1%,可分为生殖细胞瘤与非生殖细胞瘤两类,好发于 15～35 岁青壮年男性。睾丸癌的发生率有明显的地理分布,瑞士、德国和

新西兰发病率最高,美国和英国次之。在欧美国家的发病率为
2.0/10 万～6.3/10 万,在我国发病率较低,约为 1/10 万。近年
来有些国家睾丸癌发病率有增加趋势。睾丸癌发病具体原因尚
不明确,可能与以下因素相关。①隐睾和睾丸下降不全:此为本
病发生的主要原因,睾丸局部温度升高,血运障碍,内分泌功能
失调,致睾丸萎缩,生精障碍,易发生恶变。另外,先天性睾丸功
能障碍,下降不全,也容易恶变。②感染:多种病毒性疾病,如麻
疹、病毒性腮腺炎及细菌性炎症,均可并发睾丸炎,致睾丸细胞
发生癌变。③遗传因素:如果家族中有患睾丸癌的疾病,家族中
其他男性得睾丸癌的机会会增大。没有生育能力的男子患上睾
丸癌的概率是有生育能力男子的 3 倍左右。④睾丸女性综合
征:据世界卫生组织(WHO) 1977 年对睾丸肿瘤分类比较分析,
睾丸女性综合征也易发生睾丸癌。⑤外伤:目前认为外伤不是
发生的直接原因,睾丸外伤后,局部有小血肿形成或血循环障
碍,可能促进恶变。

　　还有学者认为,内分泌与睾丸癌的形成有关。如睾丸癌多
发于性腺旺盛的青壮年,或在内分泌作用活跃时期;动物实验证
实,给鼠类长期服用雌激素,可诱发睾丸间质细胞瘤。

　　睾丸癌属于中医学“子岩”、“寒疝”、“水疝”、“筋疝”、“血疝”
等范畴。多因先天不足、后天失调、痰毒胶结而成;或情志不畅,
或恼怒伤肝,肝郁气滞,横逆犯脾,脾虚湿聚,留滞肝经,日久形
成坚硬肿块。

　　睾丸癌主要症状为睾丸肿大或睾丸感觉异样;睾丸出现无
痛的肿块;有半数患者常觉睾丸沉重,有时感觉阴囊或下腹部、
腹股沟牵拉感,在跳跃或跑步时明显。站立过久与劳累后才出
现局部症状加重伴下坠感或轻度疼痛,当遇有偶然碰击或挤压
时,局部疼痛加剧。部分患者常有类似急性睾丸炎或附睾炎症
状,抗感染治疗后,炎症虽已控制,但有不消失的肿块。极少数
睾丸癌患者的最初症状常为肿瘤转移所致。如腹腔内转移淋巴

沪上中医名家养生保健指南丛书

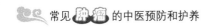

结融合成团块压迫邻近组织和腹腔神经丛而引起腹部和腰背部的疼痛,亦可伴有胃肠道梗阻症状,或因肺转移而出现咳嗽、气急、痰血。

中医治疗睾丸癌以辨证论治为主,并结合辨病。临床上常见证型有寒凝肝脉、肝郁痰凝、瘀毒互结、气阴两虚。其中寒凝肝脉证以睾丸无痛性肿大、坚硬如石,少腹胀痛、牵引腰背,舌质暗红,苔白,脉沉弦等为主要表现,治以暖肝通络、软坚散结为主。肝郁痰凝证以睾丸肿硬胀满,或见下肢水肿,或睾丸肿甚至皮肤破溃、出血、腥臭,烦躁易怒,胁肋胸脘胀痛或窜痛,舌体胖,舌质黯红,苔厚腻,脉弦滑等为主要临床表现,治以疏肝理气,化痰散结为主。瘀毒互结证以睾丸肿块,疼痛重坠,阴囊皮肤青紫,面色晦暗无华,时有少腹胀痛,舌紫暗或有瘀点,苔薄白,脉弦或涩等为主要临床表现,治以活血化瘀,消坚散结为主。气阴两虚证多为睾丸癌晚期或放疗、化疗后,以睾丸肿大,质地坚硬,表面凹凸不平,形体消瘦,潮热、盗汗,神疲乏力,少气懒言,纳差,或见腹痛,咯血,胸痛,舌淡红,苔薄白或舌光红,无苔,脉沉细无力等为主要临床表现,治以益气养阴,消坚散结为主。

睾丸癌治愈率较高,即使已发生转移的睾丸癌患者,通过手术和联合放疗及化疗,也有很高的临床治愈机会。因此,需要特别强调,对于睾丸癌治疗目标就是要尽量达到治愈,而不是延长生存时间和改善生活质量。精原细胞瘤对放射线敏感,术后在引流区域应采用放疗。早期治疗后 5 年生存率可达 90% ～ 95%。即使有转移者,5 年生存率仍可达 55%。非精原细胞瘤,即胚胎瘤、畸胎瘤等肿瘤对放射线不敏感,在睾丸切除后应做腹膜后淋巴结清除术。65% 在做了腹膜后淋巴结清除术后,获得 5 年以上生存期,而单用放疗者 5 年生存率只有 13%。

【养生指导】

针对与睾丸癌发病相关的因素,如隐睾、感染等采取相关预防措施。有危险因素的青壮年应学会睾丸自我检查,定期筛查,发现异常及时就诊。争取做到睾丸癌早发现、早诊断、早治疗。

一、发病前预防

1. 定期自查

15～35 岁,有危险因素的年轻男子应该每月进行睾丸自我检查,通常是在洗澡时。具体方法:用两手轻轻捏住睾丸,拇指放在上部,示指和中指放在下部。用拇指和示指轻轻转动睾丸,如果有异常且不痛的肿块,尽快去看医师。此外,如长期背痛或下腹部隐隐作痛,睾丸无端肿大、阴囊沉重、睾丸有积液,乳房部位变软等也要及时就诊。

2. 调整饮食结构、注意饮食卫生

饮食方面注意避免长期食用激素类种植、养殖食物。烧烤、煎炒、炸、过于油腻等食物也是引起肿瘤的根源,不宜长期食用。尽量不吃隔夜的饭菜,隔夜的饭菜可能会产生亚硝酸盐而致癌。有研究发现,乳制品食用量较高的人患睾丸癌的危险也相对较高。特别是那些乳酪食用量高的人,患睾丸癌的危险比一般人高出 87%。还应戒烟、限酒,少吃或不吃辛辣刺激食物。发生霉变的谷物或咖啡豆千万不要食用,因霉变的谷物或咖啡豆可能含有赭曲霉素,而赭曲霉素 A 是一种重要的致癌物质,极易诱发睾丸癌。由于赭曲霉素可以通过胎盘进入胎儿体内储集,因而会导致男性胎儿的睾丸 DNA 受损;此外,该毒素还可经由乳汁进入幼体而影响其睾丸 DNA。这类 DNA 损伤通常要在进入青春期发育时才会表现出来,进而发展成睾丸癌,因此孕妇及哺乳期妇女尤其要避免使用霉变谷类食物。

3. 保持乐观的情绪

男性情绪对睾丸影响很大,因为睾丸属于内分泌系统,很容易受情绪影响。调查发现,大量的睾丸增生或者肿瘤的人群,具有负性情绪、不开朗、长期抑郁或压抑等。因此应该注意在生活

沪上中医名家养生保健指南丛书

中合理发泄情绪,不压抑,善于积极思考并及时解决问题。遇事积极做好心理调节。避免长期压抑或工作过劳,注意适当放松自己,做一些感兴趣的事情。尽量养成乐观的生活态度。

4. 防止睾丸受伤

在日常生活中要防止对睾丸的意外伤害,比如骑自行车等,尽量减少对睾丸部位的压迫;在性生活时也要预防对睾丸的伤害,避免激烈的过程对脆弱的睾丸造成损害,埋下病变隐患。

5. 保持睾丸卫生、防止感染

洗澡的时候要注意清洁睾丸,即便不洗澡也要时常清洁睾丸部位,尤其是包皮覆盖的部位,防止细菌滋生。要勤换内裤,保持局部卫生。

6. 坚持锻炼身体

男性青年日常要注意锻炼身体,增强体质及自身抵抗力,最好能够定期进行适量运动。如跑步、跳绳、游泳、打乒乓球、打羽毛球等运动,除了增强体质外,还能显著改善情绪。

二、发病后养护

1. 调整心态

睾丸癌患者不同程度存在着焦虑、紧张、恐惧等不良情绪,这些不良情绪又会导致气机紊乱、气血循环不畅,促使癌细胞的复发、转移。所以有必要减轻患者的恐惧心理,让患者熟悉睾丸癌是癌症中治疗效果较好的癌症之一,绝大多数患者生存期较长,精原细胞瘤和局限于睾丸的或后腹膜有少量转移的非精原细胞瘤的 5 年生存率>95%。患者经过治疗稳定后可重返工作岗位。在克服紧张、焦虑、恐惧等不良情绪后,还要坚强地克服化疗或放疗的毒性和不良反应。系统治疗结束后多参加一些社会活动,如抗癌俱乐部、癌症康复协会等,多接触积极正面的环境和信息。保持心态的乐观,情绪的稳定,良好的人际关系和社会交往,不但可以巩固临床的疗效,而且也是临床治疗的继续。

2. 了解睾丸癌治疗相关知识、积极配合治疗

手术切除是治疗睾丸癌的首选治疗方法,根据患者病期情况术后配合化、放疗、中医药治疗。睾丸癌的手术方式如下。

1) 睾丸切除术　适用于任何类型的睾丸肿瘤,所强调的是应当采用经腹股沟途径的根治性睾丸切除术。睾丸癌腹膜后转移主要位于肠系膜动脉根部水平以下的肾周围到大血管分叉水平之间的范围内,对该区域作彻底清除是提高手术疗效的关键。

2) 腹膜后淋巴结清除术　由于非精原生殖细胞瘤如胚胎瘤、畸胎瘤对放射线不敏感,故在行睾丸切除术后,应做腹膜后淋巴结清除术,分期为Ⅰ、Ⅱ期的患者可以得到治愈的机会。一般腹腔后淋巴结清除术的时机应该在睾丸切除术的同时或2周后进行;清除淋巴结应按解剖顺序,争取做整块切除。其次对于肺内孤立转移灶经过观察一定时间及化疗抑制肺部病灶,无新病灶出现时,可考虑手术切除,争取治愈。

术后患者应避免提重物,以免出现撕裂伤口现象;还应尽量减少出入公共场所,以免出现伤口感染。

睾丸癌术后根据病情需要选择其他的治疗手段:如化疗,可以破坏手术后残留的癌细胞。放疗,通过应用高剂量X线破坏癌细胞。这种疗法通常用来治疗精原细胞癌瘤,但有时也用来杀伤手术后残留癌细胞。放疗还可治疗发生睾丸外转移的病灶。睾丸癌患者在接受系统治疗同时,运用中药巩固其疗效。尤其在提高机体免疫,减轻放化疗毒性和不良反应及防术后复发转移上有其独特的优势。放化疗期间,多数患者会出现食欲减退、恶心呕吐、脱发、白细胞数下降、肝肾功能损伤等毒性和不良反应,服用健脾理气、降逆和胃、益气养精的中药能有效减轻放化疗不良反应,为疗程的顺利完成起到保驾护航的作用。此外,尽管经手术切除了局部病灶,放化疗又尽可能地消灭了残留的癌细胞,但仍会有一小部分癌细胞不可能被上述综合疗法彻底消灭。且手术、放化疗结束后,机体免疫机制受到不同程度损

伤,免疫监视功能的削弱会导致残留癌细胞死灰复燃,出现复发或转移,严重影响患者的预后。此时及时辨证服用益气养阴等中药,能扶助正气,尽快恢复免疫功能,同时结合疏肝理气、化痰散结、清热解毒、活血软坚的中药可积极控制肿瘤生长,预防肿瘤的复发和转移。因此,患病期间及恢复期有必要长期坚持口服中药。

3. 合理饮食及忌口

睾丸癌患者在选配饮食的时也需要"辨证施食",以促进内环境趋向平衡、稳定,维持患者所需营养的目的。做到不吃或少吃可能含致癌成分的食品,如油炸、火烤、烟熏及腌制的食物。同时可以多吃含有抗癌成分的新鲜蔬菜和水果,如红薯、芦笋、卷心菜、花椰菜、芹菜、茄子、胡萝卜、荠菜、苤蓝菜、金针菇、雪里蕻、大白菜等蔬菜,以及木瓜、草莓、橘子、芒果、柑子、猕猴桃等新鲜水果。注意多吃天然、野生的食物,少吃人工复制或精加工的食品。

忌口方面,要做到科学而不盲从。既不能过于苛刻影响了必需营养素的摄取,又不能太过无所谓而损害了健康。目前,较有争议的有鸡、海鲜、羊肉、狗肉等是否需要忌口? 传统意义上的鸡是吃谷、米、小虫之类饲料长大的,并无忌口必要。但是目前市场上出售的鸡,由于不法商贩在饲料中添加了激素,导致鸡肉中激素残留,就对健康有害了。羊肉、狗肉属大热食品,多食易上火,属阴虚体质的患者不宜服用。如果患者无口干潮热、舌红少苔等阴虚症状,则无须过分忌口。同时,中医学认为在放化疗期间,患者易出现热毒内盛、阴虚火旺或脾虚湿滞证候,故羊肉、狗肉、樱桃、橘子等热性食物应尽量忌食。海鲜类食物含丰富营养,目前尚无科学依据证明其能刺激肿瘤生长,因此,除过敏性体质外,大多患者适量食用并无大碍。

另外,哈士膜油、蜂皇浆、蜂胶、抗衰老等保健品及护肤品,因含有类激素物质应避免食用。

4. 坚持随访,定期复查

睾丸癌和其他恶性肿瘤一样,虽然经过根治性治疗后,临床痊愈,但仍存在复发或转移的可能。因此,一定要坚持定期随访,及时发现肿瘤的复发或转移,及时治疗,从而延长生存时间。一般情况下,治疗结束 1 年内,每 3 个月随访 1 次;之后 3 年内,每 6 个月随访 1 次;3 年以后,每年随访 1 次。推荐的随访检查项目如下。

1) 体格检查　每月自行检查睾丸,发现异常及时就诊。

2) B 超检查　3～6 个月检查一次,项目由临床医师根据患者当时情况决定。

3) 其他常规检查项目　血清肿瘤标志、X 线胸片或胸部 CT 扫描、头颅 MRI 检查、骨扫描等。具体请咨询医师。

5. 适量运动、促进康复

不少患者及其家属都认为,休息对促进康复很重要,故患者通常只在乎吃、喝、睡,不参加运动锻炼,不出门。过度休息并不是明智之举,长期窝在家中调养的患者,容易精神萎靡,心情低落,非常不利于康复。在术后恢复到一定时间后,可适当参加一些不太会劳累的锻炼或文体活动,如打太极、练气功、下棋、钓鱼、散步等,尽量融入正常人的生活中来。坚持适度的锻炼,不仅可以提高身体素质,同时也能改善心理状态。其中太极拳是中国传统武术中的一种,因动作圆柔连贯,且有绵绵不断之式,犹如太极图而得名。是依据"易经"阴阳之理,结合中医经络学说、道家导引术、吐纳等综合创造的一套含阴阳性质、符合人体结构、大自然运转规律的一种拳术。太极拳不仅是一种简单的身体运动,尚能调养气血,畅通经脉,促进患者康复,还有修身养性的作用,从而帮助患者缓解焦虑、恐惧的心理。患者可以根据自己的喜好来选择合适的运动,只要坚持适量运动就有益处。骑自行车或类似骑车健身类动作应当避免,以防对睾丸局部摩擦而不利康复。

沪上中医名家养生保健指南丛书

第五章
女性生殖系统恶性肿瘤

 第一节 子宫颈癌

➕【疾病概况】

子宫颈癌是指发生于宫颈阴道部或移行带的鳞状上皮细胞和宫颈管柱状上皮细胞交界处的恶性肿瘤。英国及哥伦比亚是高发区,分别为 80.9/10 万及 60.3/10 万;以色列的发病率极低,仅 4.5/10 万。我国宫颈癌发病地区分布则以内蒙、山西、陕西、湖北、湖南为高发地带。宫颈癌多发于 20～60 岁之间,且发病率随年龄而增长,绝经后逐渐下降。

根据流行病学分析,宫颈癌发病与早婚、早育、多育、性生活紊乱及慢性宫颈炎等因素相关。近年的研究发现,人类乳头瘤病毒(HPV)及生殖道疱疹Ⅱ型病毒(HSV-Ⅱ)、人类巨细胞病毒(CMV)感染,可能为宫颈癌的特异性致病因素。亦有人认为突变精子的异常 DNA 进入宫颈上皮细胞的染色体可诱发肿瘤形成。宫颈癌早期无明显特异的临床症状和体征,一般表现为阴道不规则出血、白带增多、腥臭等,与宫颈糜烂很难鉴别。晚期则因为宫颈癌溃烂、浸润周围组织,可出现脓血带、下腹部疼痛以及泌尿系统症状。

中医学无"宫颈癌"病名,但类似描述散见于"崩漏"、"带下"、"五色带"、"癥瘕"等疾病之中。中医学对于宫颈癌的有关描述，最早在《内经》中即有"任脉为病，女子带下瘕聚"的记载，以后许多医籍中都有更为具体的描述。如唐代孙思邈在《千金要方·妇人方》中的记载："崩中漏下，赤白带下，腐臭不可近，令人面黑无颜色，皮骨相连，月经失度。"较详细的描述了晚期宫颈癌的临床表现。古代医家认为本病的形成，与冲任损伤有关。冲为血海，任主胞宫，若冲任虚损，督脉失司，带脉失约，不能统制经血，故崩漏带下。伤损之人，五脏皆虚，故五色随崩俱下。肝藏血，肾藏精而系胞，八脉隶属肝肾，若风寒湿热、毒邪凝聚、阻塞胞络；或肝气郁结，疏泄失调，气滞血瘀；或脾虚生湿，湿蕴化热，热毒下注，都将导致崩漏带下。

➕【养生指导】

子宫颈癌的养生指导原则：针对与子宫颈癌发病相关的因素，如病毒感染、不良性生活、早婚、早育等采取相关预防措施。学习自我体检，定期筛查，做到子宫颈癌早发现、早诊断、早治疗。发病后注意心情调畅，配合治疗，积极锻炼，合理饮食，坚持随访。

一、发病前的预防

1. 注意个人卫生

研究人员发现，患有宫颈人类乳头瘤病毒、生殖道疱疹Ⅱ型病毒、人类巨细胞病毒感染会使妇女子宫颈癌发生的机会增加。因此，预防子宫颈癌的首要任务是注意个人卫生，勤换内衣，不用不洁洗浴用具；使用合格的月经用垫，经期要注意休息，禁止在经期游泳；避免公共场所交叉感染，包括公共浴池、游泳池、旅店及公厕等。平时要节制性生活，不要过于频繁，无论男女都要养成清洗外生殖器的习惯，避免粗暴的性交行为。积极防治发生宫颈炎的各种感染，对已发生各种细菌、病毒、滴虫、真菌及性

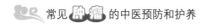

传播感染者应给予针对性地治疗。

2. 避免性生活混乱

宫颈炎及宫颈癌多发生于已婚妇女,发生于未婚者极少,说明它与性生活关系密切。性生活过早及性生活紊乱是宫颈癌发病的高危因素。18 岁前就有性生活比 25 岁以上有性生活者患病率高出 13.3 倍;而有多个性伴侣的妇女与有单个性伴侣的妇女相比,发生宫颈癌的机会也大大增加。研究表明,性传播性疾病(即性病)与宫颈炎尤其是宫颈癌有密切关系,多个性伴侣与宫颈癌前期病变及宫颈癌有明显的关系。

3. 计划生育

宫颈癌在多产妇发病率高,由于多次人工流产或妊娠分娩对子宫颈的刺激或损伤致使宫颈上皮发生异常增生,进而可发展为癌。婚后不注意避孕者多次人工流产增加宫颈炎的机会,故需要认真采取避孕措施,避免多次分娩或人工流产对宫颈的损伤。

研究表明,与那些从不服用口服避孕药的妇女相比,使用口服避孕药不到 5 年的妇女患子宫颈癌的机会为 10%;而使用 5~9 年的妇女患子宫颈癌机会为 60%;使用 10 年以上,子宫颈癌的发生率则可高达 120%。因此,口服避孕药的妇女在用药前应听取医师的建议,已经长期使用口服避孕药的妇女则应该定期做子宫颈癌的检查。

4. 妇科普查

妇女防癌普查是国内外公认的预防宫颈癌的主要措施,通过普查可早期发现、早期诊断、早期治疗,从而降低宫颈癌的发病率及死亡率。建议每年做 1 次宫颈涂片,对妇检可疑者建议阴道镜检查或定位活检。建议 20 岁以后及有过性生活的女性,最好每年 1 次健康体检,进行常规子宫颈刮片细胞学检查,发现宫颈息肉要尽快摘除,中重度宫颈糜烂要及早治疗,防止发展为宫颈癌,一旦发现性交后出血,应及早就医,尤其是绝经后妇女,不要因性交后出血而羞于启齿,迟迟不去就诊,贻误病情。

5. 认识疾病早期症状

子宫颈癌早期多有阴道异常出血和白带异常。阴道出现异常可表现为阴道不规则出血、突破性出血、接触性出血。白带异常可表现为阴道排液异常白带量多,有时稀薄如水,白色或血性,腥臭;如果有合并感染,白带可能呈脓性、恶臭。此时,尤其是年轻女性,一定要及时到医院检查治疗。

6. 适当锻炼

长时间坐着,女性的盆腔容易充血,导致附件和宫颈的血液循环不畅通,而且长时间坐着阴部透气不好,这两方面的原因综合起来就比较容易发生感染,导致宫颈炎、宫颈糜烂、宫颈肥大、宫颈息肉等。而且,因为宫颈神经支配属于内脏神经系统,对疼痛不敏感,宫颈自身不会感觉到疼痛,因此宫颈疾患往往不能及时发现,容易忽视。所以长期坐着工作的女性要改掉久坐不动的坏习惯以保护宫颈,减少宫颈癌的发生。工作间隙要经常起来活动一下,缓解盆腔充血对宫颈血液循环的影响,同时让宫颈透透气。

美国癌症研究会研究数据表明,每周锻炼 150 分钟以上的妇女相比不活动的妇女患宫颈癌的风险降低了 34%。另外,体质指数与患宫颈癌有很大关系,那些参加锻炼而且体质指数(BMI)<25 的妇女与不锻炼而且体质指数>25 或说是超重的妇女相比情况更加突出,宫颈癌的风险降低 73%,但只要锻炼,即使超重的妇女患宫颈癌的风险也会降低 52%。需要指出的是,服用减肥药物不能减少宫颈癌的风险,相反,减肥药物常常导致月经不调、抵抗力下降,增加宫颈癌的风险。

二　发病后养护

1. 调整心态

与所有肿瘤患者一样,子宫颈癌患者确诊后常常有焦虑、紧

沪上中医名家养生保健指南丛书

张、恐惧和一定程度的性功能紊乱等发生。术后造成的身体上缺失也让这些女性的焦虑、抑郁等负面情绪加倍。所以首先要减轻患者的恐惧心理,让她们了解子宫颈癌是癌症中治疗效果最好的癌症之一,积极治疗后 5 年生存率达 50% 以上,其中Ⅰ期 5 年生存率超过 80%,早期患者通过放疗或手术完全可以达到治愈的效果。

2. 了解疾病知识,配合治疗

(1) 手术

广泛性子宫切除术和盆腔淋巴结清扫术适用于Ⅰb 期及Ⅱa 期患者,其中以Ⅰb 期宫颈癌直径＜3 cm 者疗效最佳。手术范围包括子宫、双侧附件、宫旁组织,主韧带、阴道上段、阴道旁组织及盆腔各组淋巴结。年轻患者可保留一侧卵巢。

(2) 放疗

适用于Ⅰb 期以后的各期宫颈癌。对放射线敏感的肿瘤疗效较好。放疗可分为腔内放射和体外放射两种,可内外结合应用。

(3) 手术和放射联合治疗

适用于浸润癌手术后位淋巴结转移者。有人主张宫颈肿瘤＞3 cm 者先行放疗,待肿瘤缩小后再行手术,但接受放射后的组织供血不足,易引起严重损伤及术后并发症,存活率未见提高。

3. 坚持随访,定期复查

约半数的患者治疗后 1 年内复发,25% 于第 2 年复发,5%于 5 年后复发。因此,患者于治疗后 1 年内应每月检查 1 次,第 2 年每 2 月检查 1 次,第 3 年每 3 月检查 1 次,第 4 到第 5 年每半年检查 1 次,5 年后每年检查 1 次。每次均应进行妇科检查、盆腔 MRI 或 CT 检查、阴道涂片,另外建议定期检查 X 线胸片、腹部 B 超、肿瘤标志以除外肺转移、肝转移。

4. 饮食与忌口

宫颈癌早期对消化道功能影响较小,饮食调理以增强患者抗病能力、提高免疫功能为主,尽可能地补给富含蛋白质、维生素等营养物质的食品,但应避免食用蜂王浆、胎盘等含有激素的食品。宫颈癌晚期,应选高蛋白、高能量的食品,如牛奶、鸡蛋、牛肉、甲鱼、赤小豆、绿豆、鲜藕、菠菜、冬瓜、苹果等。阴道出血较多时,可适量增加含铁较多的食品。手术后饮食调养以补气养血、促进术后恢复为主,如山药、桂圆、桑葚、枸杞、猪肝、甲鱼、芝麻、驴皮胶等。放疗时饮食调养以养血滋阴为主,可食用牛肉、猪肝、莲藕、木耳、菠菜、芹菜、石榴、菱角等;若因放疗而出现放射性膀胱炎和放射性直肠炎时,则应给予清热利湿、滋阴解毒作用的膳食,如西瓜、薏苡仁、赤小豆、荸荠、莲藕、菠菜等。化疗时饮食调养以健脾补肾为主,可用山药粉、苡米粥、动物肝、阿胶、甲鱼、木耳、枸杞、莲藕、香蕉等。出现消化道反应,恶心、呕吐、食欲不振时,应以健脾和胃的膳食调治,如蔗汁、姜汁、乌梅、香蕉、金橘等。

5. 康复锻炼

宫颈癌治疗以手术、放疗为主,手术切除范围包括子宫、部分阴道、子宫周围各韧带、输卵管及卵巢,此外还有盆腔淋巴结清扫。放疗范围则较手术更为广泛。因此,宫颈癌本身及治疗均对生殖系统的损伤较大,特别是接受放疗的患者,有可能出现阴道弹性消失、阴道狭窄,或放疗造成阴道上皮黏膜变薄、失去分泌功能或分泌减少而导致阴道干燥,甚至产生粘连,严重者造成盆腔纤维化,引起循环障碍而水肿,压迫神经引起疼痛,损伤直肠膀胱可出现血便、血尿。这些并发症在生理上限制了患者的性行为。因而放疗的患者,出院后要隔日冲洗阴道 1 次约半年,以后改为每周冲洗 1~2 次约 1 年,以利于组织的修复,防止阴道粘连。同时,在放疗期间及放疗后的 1 年中,需要经常地用扩张器扩张阴道,注意伤口愈合前半年内,不可性交。

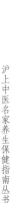

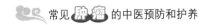

6. 针灸及中药治疗

中医治疗宫颈癌从辨证论治出发,调整机体功能,改善临床症状,减轻放化疗的毒性和不良反应,提高手术前后机体抗感染能力和细胞免疫能力,提高临床疗效,减少复发转移。

(1) 针灸

宫颈癌腹坠胀疼痛、有脓血便者,针刺合谷、天枢、上巨虚、足三里;里急后重者,加气海;黏液便者,加阳陵泉、三阴交;血便者,加下巨虚。久病体弱、食少纳呆、少腹疼痛者,针刺关元、天枢、大肠俞、足三里、公孙。宫颈疼痛者,针刺子宫、蠡沟、三阴交、太冲、太溪;带下多者,加丰隆、地机;尿血者,加中极。

(2) 中药

手术后恢复期中药以扶助正气、促进术后恢复为主,中药可选择黄芪、黄精、白术、茯苓、山萸肉、党参、太子参等补肾益气健脾类药物为主;放疗期间以滋阴益气健脾化湿为主,可选用天冬、麦冬、生地、白术、茯苓、薏苡仁、蛇舌草等;放化疗后以防止术后复发为主,在辨证论治基础上逐渐增加软坚散结祛邪抗癌类药物,可选用蛇六谷、蛇莓、蜀羊泉、蛇舌草、土茯苓、苦参等。

针灸及中药均应在正规医院医师指导下应用,切勿相信街头广告,盲目相信保健品,得不偿失。

第二节　子宫内膜癌

➕【疾病概况】

子宫内膜癌是女性生殖器官最常见的恶性肿瘤之一,占女性生殖道恶性肿瘤的 20%～30%,近年来,子宫内膜癌的发病率呈明显上升趋势。

子宫内膜癌的发生与雌激素的持续作用有直接的关系,长期不排卵是引起子宫内膜癌的主要危险因素。雌激素可以引起子宫内膜的过度增生,以至不典型增生,进而发生内膜癌,不典型增生的癌变机会为 10%～25%。不孕、超重且晚于 52 岁绝经者发生子宫内膜癌的危险性是生育、正常体重、绝经小于年龄的 49 岁者的 5 倍。

　　子宫内膜癌可发生在任何年龄,但基本上是一种老年妇女的肿瘤。据美国 1996 年的癌瘤注册统计,该病的高发年龄为 58～61 岁。各种类型的子宫出血是本病最突出的症状,有 50%～70% 患者发病于绝经之后,至于未绝经者则表现为不规则出血或经量增多,经期延长。故中老年妇女不规则阴道流血可能为内膜癌的信号,应引起高度的警惕,而对于年轻的患者,也不能掉以轻心。

　　手术是子宫内膜癌治疗的首要手段,手术的主要目的在于切除肿瘤,在手术前,应对患者进行全面的手术-病理分期,选择治疗的方式和判断预后。手术的范围根据患者的年龄、一般情况、肿瘤生长的部位、累及范围、病理类型和分级而不同,即使是晚期或者复发的病例,对于合适的患者,在采取适当的放疗、激素治疗或盆腔介入治疗等辅助治疗后也可考虑手术。术后根据病理高危因素采取相应的辅助治疗。

　　子宫内膜癌由于生长慢、转移晚、症状显著而易于早期发现,其治疗效果是比较好的,总的预后较其他生殖器官恶性肿瘤要好,5 年生存率在 60%～70%,而 I 期 5 年生存率达 90%,只要配合医师积极治疗,早期的子宫内膜癌是可以治愈的。

　　中医古籍中记载的"崩漏"、"五色带"、"癥积"相关描述与子宫内膜癌相似,是由脾肝肾三脏功能失调,湿热瘀毒,蕴结胞宫,或肝气郁结,气滞血瘀,经络阻塞,日久积于腹中所致。并将该病分为血热型、气虚型、血瘀型、肾虚型 4 型,各种类型的病症表现也都有所不同。

　　从临床表现上主要分为 4 种中医证型。①血热型:这一类型的子宫内膜癌患者会出现阴道突然大出血或出血淋漓不断,

沪上中医名家养生保健指南丛书

胸胁胀满,心烦易怒,舌红苔薄黄,脉弦数。②气虚型:暴崩下血或淋漓不净,色淡质清,面色苍白,肢倦神疲,气短懒言,舌质淡或舌边有齿印,苔薄润,脉缓弱无力。③血瘀型:时崩时止,淋漓不净,或突然量多,夹有瘀块,少腹疼痛拒按,舌质紫黯,或边有瘀点,苔薄,脉沉涩或弦细。④肾虚型:阴道出血,量多少不一,色鲜红,头晕目眩,耳鸣心悸,五心烦热,两颧红赤,腰膝酸软,舌红少苔,脉细数。

✚【养生指导】

子宫内膜癌的预防首先要养成良好的生活习惯,戒烟限酒。不要过多地吃咸而辣的食物,不吃过热、过冷、过期及变质的食物。有良好的心态应对压力,劳逸结合,不要过度疲劳。加强体育锻炼,增强体质,多在阳光下运动,多出汗可将体内酸性物质随汗液排出体外,避免形成酸性体质。生活要规律,应当养成良好的生活习惯,使癌症疾病远离自己。

一、发病前预防

1. 了解子宫内膜癌的发病要素

由于80%～90%的子宫内膜癌为雌激素依赖型,主要与雌激素的过多刺激有关,所以凡是影响体内雌激素水平的因素均可影响子宫内膜癌的发病率,包括影响机体激素水平的生理病理因素,饮食、体力活动、口服激素类药物等行为因素,以及遗传因素等。

(1) 肥胖

有研究表明肥胖能够明显增加子宫内膜癌的患病危险性,特别是绝经后肥胖。由于绝经后卵巢的功能逐渐衰退,肾上腺分泌的雄烯二酮在脂肪组织内经芳香化酶作用转化为雌酮,而导致脂肪组织越多,转化力越强,血浆中雌酮水平也越高,子宫内膜长期受到无孕激素拮抗的雌酮影响,容易导致子宫内膜由增生到癌变。下丘脑-垂体-肾上腺功能失调造成子宫内膜癌的同时，可造成代谢的异常，引起血糖增高和肥胖，从而在此基础上产生高血压。

（2）多囊卵巢综合征（PCOS）

PCOS是常见的与女性生殖和代谢有关的内分泌障碍性疾病。患有PCOS的女性如果长时期没有月经，还有极大可能出现子宫内膜细胞改变的症状，称为增生过盛，如果不加治疗，则可能发展成为子宫内膜癌。PCOS患者由于缺乏孕激素的调节和周期性内膜的脱落，加上雄激素的升高使体内雌酮水平增加，最终在雌激素长期刺激下，其子宫内膜发生增生改变，最后发生子宫内膜癌。40岁以下的子宫内膜癌患者，有19%～25%患有PCOS，PCOS患者以后发生子宫内膜癌的危险性约为同龄女青年的4倍。

（3）不孕不育

现在喜欢追求时尚或者迫于生活压力的年轻人很多，婚后都尽量避孕，也容易增加患子宫内膜癌的概率。无排卵、不孕症、长期服避孕药容易高发子宫内膜癌，尤其是已婚妇女的不孕症。有资料显示，子宫内膜癌患者中，有15%～20%不育史；未孕者比生育一胎者患子宫内膜癌的危险增加1倍以上。如无排卵型或黄体功能不良的功能性子宫出血患者，长期月经紊乱，子宫内膜持续受雌激素刺激，长期处于增生状态。对于卵巢不排卵型的不孕，孕酮缺乏或相对不足，使子宫内膜持续受到雌激素刺激，子宫内膜过度增生，发生子宫内膜癌的危险性明显升高。而正常妊娠期间，子宫内膜可免受雌激素的刺激。

（4）初潮早及绝经延迟

初潮过早和绝经延迟会使女性行经的年龄段延长，这也会增加女性患子宫内膜癌的概率。初潮早及绝经延迟，接受雌激素刺激的机会增多，且通常与排卵异常有关。据报道，绝经年龄大于52岁患者子宫内膜癌的危险性是45岁以前绝经者

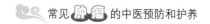
的 1.5～2.5 倍。

(5) 激素治疗

许多研究指出应用雌激素替代治疗和子宫内膜癌发病相关,如果雌激素替代治疗达到 5 年以上,其发生子宫内膜癌的危险将增高 10～30 倍。近年来,在应用雌激素替代治疗时,每个周期均加用至少 10 天孕激素,使雌激素替代治疗的安全性明显增加。此外,他莫昔芬(三苯氧胺,TAM)是乳腺癌辅助治疗药物之一,乳腺癌患者长期服用他莫昔芬,可使子宫内膜增生,增加子宫内膜癌变的危险性。子宫内膜癌的发生与应用他莫昔芬的时间和累积用量有关。如果他莫昔芬的使用时间少于 2 年,发生子宫内膜癌的机会并不增加。同时,口服避孕药则对于绝经前妇女的子宫内膜有着明显的保护作用。大量的临床研究证实,口服避孕药对于子宫内膜的保护作用将随着应用时间的延长而增强,发生内膜癌的危险随着应用口服避孕药的时间延长而下降。

(6) 其他因素

除外上述因素外,子宫内膜癌的发病与地域、种族、饮食习惯、哺乳、吸烟史、体力活动情况及教育等因素相关。约 1% 的子宫内膜癌与遗传学因素有关,在有卵巢癌、乳腺癌或肠癌家族史者,患子宫内膜癌的危险性增大。

2. 注重早期症状的观察

子宫内膜癌是发生于子宫内膜的一种恶性肿瘤,严重威胁着女性的生命,因而一定要早期发现、尽快治疗。子宫内膜癌的早期症状如下。

(1) 阴道出血

这是很明显的子宫内膜癌的早期症状,常表现绝经后又有阴道出血,量有多有少,或不规则出血。绝经前子宫内膜癌患者可表现为周期不规则,量多,经期延长。

(2) 疼痛

子宫内膜癌继续发展,较晚期会出现疼痛症状,这是因癌组织侵犯宫旁组织,压迫神经而引起。子宫内膜癌患者主要表现为腰部或下腹部疼痛,呈进行性发展,较剧烈,一般止痛剂难以控制。

（3）体征

子宫内膜癌的早期症状在患者妇科检查无明显异常,只是绝经后子宫不萎缩。当肿瘤进一步发展,子宫可增大,质稍软,偶尔在晚期子宫内膜癌患者可见癌组织从子宫颈外口流出,色白质脆伴出血。如合并宫腔积液,有子宫增大明显、软或张力大之感。

（4）阴道排液

部分子宫内膜癌患者有阴道白带增多、水样,有臭味,因肿瘤溃烂而排出。如感染,白带呈脓性可致宫腔积脓,伴全身感染的症状。

3. 加强高危人群的筛查

子宫内膜癌是一种比较常见的妇科恶性肿瘤,高发年龄为58～61岁,约占女性癌症总数的7%,占生殖道恶性肿瘤20%～30%,近年发病率有上升趋势。在围绝经期表现为子宫异常出血,绝经后则表现为异常分泌物、绝经后出血、下腹部和腰骶部疼痛。由于绝经期的卵巢功能显著衰退,体内的内分泌平衡明显失调,子宫内膜失去了规律性的雌、孕激素刺激所引起的变化,造成不正常的阴道出血,特别是绝经以后的出血是一个危险信号。如有不育、未孕、绝经晚、多囊卵巢、子宫内膜不典型增生病史的,应视为子宫内膜癌的"高危"对象。

处于更年期以及绝经后的女性是子宫内膜癌的高发人群。绝经前后以及更年期的女性,千万要善待和重视自己的子宫。更年期的妇女应多注意身体异常反映,及早到医院检查,比如血性或脓血性白带要想到可能是肿瘤所致。或已绝经1年后,又见阴道流血或血性分泌物,而且年龄越大,绝经间隔越长,则癌变越趋于恶性。同时,下腹部、盆腔部位的疼痛也可能是病变的信号。

多囊卵巢综合征也是子宫内膜癌的近亲。如果你没有大吃大喝也无法控制的肥胖，并且月经几个月才来1次或干脆闭经，还长了许多小痘痘，那么你有可能已经患上了多囊卵巢综合征。年轻时患有多囊卵巢综合征，到围绝经期月经紊乱或绝经期后异常阴道出血，再有子宫内膜癌的高危因素时，一定要警惕子宫内膜癌，低于40岁的子宫内膜癌患者中25%左右合并多囊卵巢综合征。约14%多囊卵巢综合征在14年内进展为子宫内膜癌。

4. 降低和控制体重

很多研究发现，子宫内膜癌的发病危险性随着体质指数增高和体重的增加而增高，这些研究测量肥胖的方法很多，如体重、体质指数（BMI）、腰腿围比、腰臀围比等。肥胖的妇女子宫内膜癌发生机会增加主要原因可能和血中雌激素水平较高有关，而雌激素恰恰是子宫内膜癌很明确的发病原因。首先，血清雌酮水平较高，而雌酮是存在于皮下脂肪组织中的雄烯二酮芳香化的产物，因此增加了雌激素的产生。另外，肥胖通常伴有内源性激素结合球蛋白水平的下降，因此，血中游离雌激素也升高。

肥胖往往伴有增加子宫内膜癌患病的危险因素，如向心性肥胖、多囊卵巢综合征、活动过少和高饱和脂肪饮食等。既往的研究表明，体重是子宫内膜癌发病的危险因素，在一项欧洲进行的研究发现，26%～47%的子宫内膜癌可能与体重过重和肥胖有关，类似的试验也得出同样的结果：子宫内膜癌和体重过重有关，肥胖发生子宫内膜癌的相对危险是2～10。一些研究发现，即使考虑到BMI的影响，向心性肥胖发生子宫内膜癌的危险也高于外周性肥胖。甚至一些研究还发现，晚胖比早胖与子宫内膜癌关系更密切。肥胖导致子宫内膜癌的病因学基础目前还不完全清楚。另外，有学者认为向心性肥胖易发生子宫内膜癌，也许和高胰岛素血症有关。

5. 提倡母乳喂养,降低子宫内膜癌发生危险

众所周知,生育可以降低子宫内膜癌的发生危险,哺乳通过抑制排卵也能够减少子宫内膜癌的发生危险。墨西哥的一项研究发现,延长哺乳时间可以减少子宫内膜癌的发生危险达58%~72%。母乳喂养婴儿数量的多少也存在同样的规律。美国的一项关于母乳喂养和子宫内膜癌的关系的研究指出,过去30年来的母乳喂养使得子宫内膜癌的发生危险下降,而且如果初次哺乳在30岁以后,子宫内膜癌发生的危险将下降50%。

二、发病后养护

1. 调整心态

由于生殖器肿瘤的特殊位置,常需切除所有或部分代表着女性特征的生殖器官,使这些妇女除要接受身体上的打击外,还要承受相当大的心理创伤,她们常感到生理上缺乏吸引力。子宫内膜癌对女性患者来说有很大的危害,对于子宫内膜癌的治疗,如果治疗不当,可能导致女性生育产生影响,患者因此会出现一定的心理负担,这个时候,家属对患者进行一定的心理疏导可以使患者的治疗信心和生命质量产生良好的影响。

女性得知自己患了子宫内膜癌,心理上和生理上肯定都会有比较脆弱的表现,此时家属的陪伴和支持就显得异常重要,对于患者的这几方面的问题,首先应降低患者恐惧的心理,尽量采用非技术性语言使患者能听得懂,帮助患者减轻对疾病及手术的焦虑及恐惧,建立信心,主动配合治疗和护理。其次还需要加强营养,适度给予高能量、高蛋白、高维生素的饮食。

2. 了解疾病知识,配合治疗

多了解一些疾病的知识,以便更好地配合医师治疗。

(1) 手术

为首选方法。Ⅰ期患者作筋膜外全子宫及双侧附件切除

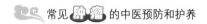

术,Ⅱ期应作广泛性全子宫切除术及盆腔淋巴结清除术。

手术及放射综合治疗:Ⅰ期患者腹腔积液中找到癌细胞或肌肉层有癌浸润,淋巴结有转移,术后加用体外照射。Ⅱ期或部分Ⅲ期患者术前加用外照射或腔内照射,放疗结束后 1～2 周再进行手术。

（2）放疗

年老体弱及有严重内科合并症不能耐手术者,以及Ⅲ期以上不宜手术者,可放疗,包括腔内及体外照射。

（3）激素治疗

年轻早期患者要求保留生育功能者,晚期癌不能手术或癌复发患者,可采用大剂量人工合成的孕激素治疗。如醋酸甲羟孕酮 400 毫克,肌内注射,每周 2～3 次;己酸孕酮 500 毫升,肌内注射,每周 2～3 次。至少 12 周才能评价疗效。

（4）抗雌激素药

他莫昔芬（三苯氧胺）,适应证与孕激素治疗相同,一般剂量为每日 20～40 毫克,口服,可长期应用或分疗程应用。

（5）抗癌化疗

对晚期不能手术或放疗及治疗后复发病例,可用 5 - 氟尿嘧啶（5 - Fu）、环磷酰胺（CTX）、丝裂霉素（MMC）、多柔比星（阿霉素,BDR）、顺铂（DDP）等联合化疗,有一定效果。

（6）抗癌中药治疗

可作为综合治疗的措施之一,适用于一些不适合手术和放化疗或手术后复发的患者。中医药可以抑制肿瘤新生血管网的形成,阻断癌细胞的营养供应,切断癌细胞的新陈代谢渠道,造成肿瘤得不到营养来源而逐渐枯萎,废物不能排出而逐渐变性坏死,而且不伤害正常细胞。在增强机体自身的免疫功能,促进机体抗癌免疫监护系统的再生,激活各类杀癌细胞的同时,调节细胞周期引擎分子和细胞动力,使失控的癌细胞恢复正常的周期节律,让癌细胞发生逆转。该药配合放化疗,可明显减轻放化疗的毒性和不良反应,提高白细胞的数量。即使已失去手术、放化疗机会的晚期患者,也可控制转移、减除癌痛、改善症状、提高生存质量、延长带癌生存期。

3. 坚持随访,定期复查

子宫内膜癌的预后较佳。其预后与肿瘤临床期别、病理类型、组织学分级、肌层浸润深度、治疗的充分与否,及其淋巴结有否转移、腹腔有无癌细胞、肿瘤 ER、PR 水平高低,甚至患者年龄等因素有关。而且,有关因素是相互关联的。

完成治疗后应定期随访,及时确定有无复发。随访时间:术后 2 年内,每 3～6 个月 1 次;术后 3～5 年,每 6 个月至 1 年 1 次。随访检查内容包括:盆腔检查(三合诊);阴道细胞学涂片检查;X 线胸片(6 个月至 1 年);期别晚者,可进行血清糖链抗原125(CA125)检查。根据不同情况,亦可选用 CT、MRI 等检查。

4. 饮食与忌口

高脂的饮食是该病的一个诱发因素,因此饮食上应该尽量避免高脂肪的食物。宜吃蓟菜、甜瓜、菱、薏米、薜荔果、乌梅、牛蒡菜、牡蛎、甲鱼、海马。出血宜吃黑木耳、香菇、蘑菇、淡菜、蚕豆。水肿宜吃鲟鱼、石莼、赤豆、玉蜀黍、鲤鱼、鲮鱼、泥鳅、蛤、鸭肉、莴苣、椰子浆。腰痛宜吃莲子、核桃肉、薏米、韭菜、梅子、栗子、芋艿、甲鱼、海蜇。白带多宜吃乌贼、淡菜、文蛤、蛏子、牡蛎、龟、海蜇、豇豆、白果、胡桃、莲子、芡实、芹菜。防治化放疗不良反应的食物:豆腐、猪肝、青鱼、墨鱼、鸭、牛肉、田鸡、山楂、乌梅、绿豆、无花果。

饮食方面还需注意以下几点:饮食宜清淡,少食羊肉、虾、蟹、鳗鱼、咸鱼、黑鱼等发物。少食辣椒、麻椒、生葱、生蒜、白酒等刺激性食物及饮料。少食桂圆、红枣、阿胶、蜂王浆等热性、凝血性和含激素成分的食品。多食瘦肉、鸡肉、鸡蛋、鹌鹑蛋、甲鱼、白鱼、白菜、芦笋、芹菜、菠菜、黄瓜、冬瓜、香菇、豆腐、海带、紫菜、水果等。坚持低脂肪饮食,多吃瘦肉、鸡蛋、绿色蔬菜、水

沪上中医名家养生保健指南丛书

果等。多吃五谷杂粮如玉米、豆类等。常吃富有营养的干果类食物,如花生、芝麻、瓜子等。

5. 针灸与中药足浴

针灸是中国古老的治疗疾病的方法,目前已被国际上广泛接受。通过刺激人体身上的一些特定的穴位,解除封锁的重要能源流,通过经络之气,恢复健康的身体。经多项研究证实,针灸有助于控制肿瘤患者诊疗后引发的各种病症和不良反应。子宫内膜癌患者常取穴:关元、气海、中极、肝俞、脾俞、肾俞、腰俞、三阴交、血海、足三里,主要用以扶助正气,调理冲任,疏肝理气,活血化瘀。

同时可以配合自我的穴位按压,起到保健作用。例如点揉子宫穴:子宫穴位于下腹部,脐下 4 寸,中极旁开 3 寸。刺激子宫穴是直接针对女性生殖器的调理手法,具有活血化瘀、理气止痛的作用。点按足三里:足三里位于小腿前外侧外膝眼下 3 寸,胫骨前嵴外侧一横指处,用拇指指腹稍用力点揉足三里穴,以酸胀为度。"常按足三里,胜过喝鸡汤"的通俗说法广为人知,特别是对于气血不足的体弱女性,点按足三里具有补益气血、调经止痛的作用。

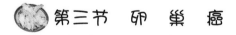

第三节 卵 巢 癌

➕【疾病概况】

卵巢癌是发生于卵巢表面的恶性肿瘤,又称上皮性卵巢癌,占卵巢恶性肿瘤的 80%~90%。卵巢癌多见于中老年妇女,在50 岁以上妇女的卵巢恶性肿瘤中,卵巢癌约占 90%。由于卵巢位于盆腔深部,早期病变不易发现,一旦出现症状 70% 多属晚期,应高度警惕。卵巢癌的 5 年生存率徘徊于 30%~40%,死亡率高达 70%,占妇科恶性肿瘤首位,已成为严重威胁妇女生命和健康的主要恶性肿瘤。

卵巢癌的发病原因仍不明了,相关的高危因素如下。

(1) 遗传因素

5%~10%的卵巢癌具有遗传异常,上皮性卵巢癌的发生与3个遗传性癌综合征有关,即遗传性乳腺癌-卵巢癌综合征、遗传性位点特异性卵巢癌综合征和遗传性非息肉性结直肠癌综合征。真正的遗传性卵巢癌和乳腺癌一样,主要是由于 BRCA1 和 BRCA2 基因突变所致,属于常染色体显性遗传。

(2) 持续排卵

持续排卵使卵巢表面上皮不断损伤和修复,其结果一方面在修复过程中卵巢表面上皮细胞突变的可能性增加;另一方面增加卵巢上皮包涵囊肿形成的机会。流行病学调查发现卵巢癌危险因素有未产、不孕,而多次妊娠、哺乳和口服避孕药有保护作用。应用促排卵药物可增加发生卵巢肿瘤的危险性。

(3) 环境及其他因素

流行病学证据表明,环境因素是人类卵巢癌主要的发病因素。工业发达国家卵巢癌发病率高,说明工业的各种物理或化学产物可能与卵巢癌的发病相关。

卵巢癌属于中医学"妇人癥积"、"肠覃"等范畴。中医学认为其病因主要包括内外两方面,外因常为经期或产后血室开放之时,外邪侵袭,或饮食不节,寒温失调,或情志不遂,或多产房劳等;内因为正气虚弱,气血失和,脏腑功能失调,以致经脉阻滞,冲任受损,进一步使浊邪积聚,积而成癥。

卵巢癌早期常无症状,可在妇科检查时发现。主要症状为腹胀、腹部肿块及腹腔积液,症状的轻重取决于肿瘤的大小、位置,侵犯邻近器官的程度,有无并发症。肿瘤若向周围组织浸润或压迫神经,可引起腹痛、腰痛或下肢疼痛;若压迫盆腔静脉,出现下肢水肿。晚期可表现为消瘦、严重贫血等恶病质征象。有时在腹股沟、腋下及锁骨上可触及肿大淋巴结。

沪上中医名家养生保健指南丛书

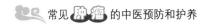
卵巢癌的发生、发展是一个正虚邪实的过程,是一种消耗性疾病,所以扶正固本是中医治疗卵巢肿瘤的重要治疗原则。在不同阶段,采用不同的治疗方法:术前中药扶正为主,兼软坚消癥以祛邪,为手术创造条件;术后放化疗期间予中药健脾和胃,扶助正气,减轻毒性和不良反应;放化疗间歇期,予以扶正清热解毒,化痰软坚。临床上观察到大多数卵巢癌患者出现潮热盗汗、五心烦热、口干、失眠等阴虚火旺症状,故滋阴补肾、清热泻火为常用的治疗方法。

卵巢癌的预后与分期、分级、患者的年龄及治疗方式有关。以分期最重要,期别越早预后越好。据文献报道Ⅰ期卵巢癌,病变局限于包膜内,5年生存率达90%。若囊外有赘生物、腹腔冲洗液找到癌细胞降至68%,Ⅲ期卵巢癌,5年生存率为30%~40%,Ⅳ期卵巢癌仅为10%。低度恶性肿瘤疗效较恶性程度高者为佳,细胞分化良好者疗效较分化不良者好。对化疗药物敏感者,疗效较好。术后残余癌灶<1 cm者,化疗效果较明显,预后良好。

✚【养生指导】

卵巢癌的养生指导原则:养成良好的生活习惯,保持心情舒畅,坚持运动,增强体质,定期检查,做到卵巢癌早发现、早诊断、早治疗。发病后注意心情调畅,合理饮食,积极锻炼,配合治疗,坚持随访。

一、发病前预防

1. 适度减压,保持心情愉悦

医学研究发现,精神压力会削减免疫功能,抑郁症使身体修补DNA的能力下降,罹患癌症概率明显提高。在正常情况下,我们身体内细胞的死亡大多很有规律,似乎在按照编好了的"程序"进行,犹如秋天片片树叶的凋落,所以被称为"细胞凋亡"。

正是因为有"细胞凋亡"的存在,可以让体内新生的细胞取代衰老的细胞,才能让我们的身体保持健康。然而当有抑郁症或外来压力时,除了破坏 DNA 的完整性及打断 DNA 的修补机制,也会改变细胞的凋亡程序而直接影响到癌症的罹患率及其成长。

所以,适度减轻压力,减慢生活节奏,保持乐观情绪,是预防癌症的有效方法。

2. 培养良好的生活习惯

提倡戒烟、戒酒,合理膳食,以清淡而富有营养的食物为先。建议在每日的饮食中多吃植物性食物,如蔬菜、水果、谷类和豆类应占 2/3 以上。多吃些鱼类、牛奶、蛋类、豆类及豆制品、海产品、食用菌及新鲜蔬菜水果,以补充体内优质蛋白质、维生素和矿物质,帮助增强机体免疫力。少吃高脂食物,特别是动物性脂肪,选择恰当的植物油并节制用量。少吃盐,少吃腌制食物。不吃烧焦的食物及在常温下存放时间过长、可能受真菌污染的食物。

保证充足的睡眠,不熬夜。睡眠时人体内会产生一种被称为胞壁酸的睡眠因子,可促使白细胞增多,巨噬细胞活跃,肝脏解毒功能增强,从而将侵入的细菌、病毒及变异细胞消灭。因此保质保量睡好觉,可使免疫力"更上一层楼"。

3. 坚持运动,提高机体免疫力

运动可以调整血液中睾酮与雌激素的含量,保护女性对抗与激素相关的癌症,如卵巢癌、子宫内膜癌。加拿大研究发现,女性若有规律、适度运动可降低 30% 罹患卵巢癌风险。每日流汗 30 分钟是最经济实惠的防癌方法。不需练出 6 块腹肌、不一定要跑马拉松,只要每日运动 30 分钟、每周 5 天即可。快走、跑步、跳舞、骑单车、爬楼梯、游泳等各种运动都可以,贵在长期坚持。

4. 适龄婚育,避免多次促排卵治疗

研究表明持续排卵会增加罹患卵巢癌的危险率。在每次排

沪上中医名家养生保健指南丛书

卵后卵巢表面都会有一个创口需加以修复,在多次的修复过程中卵巢表面上皮细胞突变的可能性难免会增加,异常修复即是一种致癌原因。而如果适龄婚育,妇女在妊娠及哺乳期,卵巢停止排卵,处于暂时休息状态,避免了不间断的每月排卵,这是一种保护作用。据估计每次妊娠将减少 10%的卵巢癌发生危险率。

目前许多不孕症的治疗需要进行药物促排卵,也会加重卵巢表面上皮的不断损伤和修复,增加卵巢癌的患病率。故此种治疗应注意适度,避免短期、多次重复促排卵。

5. 定期体格检查,加强高危人群的筛查

35 岁以上的妇女应每年到正规医院接受妇科检查,包括妇科三合诊检查,B 超,糖链抗原 125(CA125)、甲胎蛋白(AFP)等肿瘤标志的检测,以争取卵巢癌的早发现、早诊断、早治疗。

众所周知,遗传因素在卵巢癌的发生中具有重要意义。近年有很多研究表明,卵巢癌家族史,尤其是遗传性卵巢癌综合征(HOCS)与卵巢癌的发病有密切关系。在妇女一生中发生卵巢癌的危险概率约为 1.4%,但是如果有一个一级亲属患有卵巢癌,那么发生卵巢癌的危险概率将增加至 5%,如果有两个一级亲属患有卵巢癌,发生卵巢癌的危险概率将增加至 7%,如果是 HOCS 家族中的成员,那么发生卵巢癌的危险概率将增加至 20%～59%。最近的研究还发现 BRCA1 基因突变与 HOCS 有密切的相关性,BRCA1 基因监测已用于卵巢癌高危人群的筛查。所以,通过风险评估、遗传咨询和 BRCA 基因监测 3 个步骤来确定卵巢癌发生的高危人群,并有的放矢地对高危人群进行卵巢癌筛查是提高早期诊断率的最有效方法。

二、发病后养护

1. 调整心态

有关的研究证实,情绪可以影响免疫功能。肿瘤患者的良好心理状态,可以通过中枢神经的调节而增强机体的免疫功能,

纠正机体的免疫缺陷,减轻或阻止放化疗所引起的免疫功能抑制,提高机体的抗肿瘤能力,促进肿瘤患者的康复。而肿瘤患者的消极情绪使其错误地认为癌症是不治之症,听天由命,顺其自然,无所作为。癌症患者的消极情绪直接影响下丘脑对机体的神经内分泌调节,促进病情的恶化。

得了癌症首先要调整好自己的心态,良好心理状态能使患者情绪振奋,具有与癌症拼搏斗争的奋发精神。这样患者往往能主动采取郭林新气功、太极拳等有效的康复治疗措施,长期坚持,风雨无阻。具有奋发拼搏精神的患者,即使遇到病情的波动也能泰然处之,在与癌症的斗争中去感受人生,创造生活乐趣,体现人生的价值。这些患者往往取得良好的治疗效果。

2. 了解疾病知识

多了解一些疾病的知识,以更好地配合医师治疗。

手术是卵巢恶性肿瘤的最主要的治疗手段之一。卵巢癌的手术目的有三大类:①诊断性手术。术中取活检获得病理诊断;明确肿瘤分期;评价治疗效果。②治疗性手术。首次肿瘤细胞减灭术和再次肿瘤细胞减灭术,尽量彻底切除肿瘤。③姑息性手术。解除患者症状,改善生活质量。

近年来,卵巢癌的化疗发展很快,有很多新药问世,不少治疗方案也在改进。正规、足量、及时仍是最基本的原则,全面分期探查术是早期卵巢癌首选的基本治疗,以此来确定哪些患者需要化疗,哪些患者不需要化疗。紫杉醇＋卡铂疗法为晚期卵巢癌主要的一线方案,根据病情可采用静脉化疗或静脉腹腔联合化疗。化疗疗程一般为6～9个疗程。

由于卵巢癌对放疗不敏感,外照射对于卵巢上皮癌的治疗价值有限,仅仅用于锁骨上和腹股沟淋巴结转移灶和部分紧靠盆壁的局限性病灶的局部治疗。对上皮癌也不主张以放疗作为主要辅助治疗手段,但在 Ic 期,或伴有大量腹腔积液者经手术后仅有细小粟粒样转移病灶或肉眼看不到有残留病灶的可辅以

沪上中医名家养生保健指南丛书

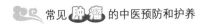

放射性核素^{32}P腹腔内注射,以提高疗效,减少复发。腹腔内有粘连时禁用。

免疫治疗为综合性治疗之一。目前临床应用较多的是细胞因子治疗,如白细胞介素-2、干扰素、胸腺素等,均作为辅助治疗。

近年随着基础医学和临床医学的进一步发展和完善,靶向治疗将成为卵巢癌治疗的重要方法。目前卵巢癌的靶向治疗药物包括酪氨酸激酶抑制剂、抗血管生成剂、单克隆抗体、耐药修饰剂等。

中医治疗卵巢癌基本以辨证施治辅助西医的手术、化疗、放疗等手段达到综合治疗的目的。由于中医药治疗存在价格低廉、推广方便、历史悠久、无明显毒性和不良反应等优势,故在综合治疗中较生物治疗、基因治疗等应用更为广泛和频繁。近年来其研究在深度、广度、科学性及实用性上有了进一步完善,显示出良好的发展前景。

3. 坚持随访

卵巢癌易于复发,应长期予以随访和监测。

(1) 随访时间

一般术后1年内每月1次;术后2年内每3个月1次;术后3~5年视病情4~6个月1次;5年后每年1次。

(2) 监测内容

临床症状、体征、全身及盆腔检查(包括妇科三合诊检查)、B超检查。必要时做CT或MRI检查。肿瘤标志测定,如CA125、AFP、人绒毛膜促性腺激素(HCG)、雌激素和雄激素等可根据病情选查。

4. 饮食宜忌

在忌口方面,患有卵巢癌以后,脂肪含量的食品宜减少。含雌激素较高的保健品或食品,如哈士膜油(雪蛤)等不宜食用。

卵巢癌患者,经过治疗以后,如体质虚弱,可食用带有补益性质的"软坚"食品,如乌贼鱼。在我国最早的医学文献《黄帝内经》中,已有应用乌贼鱼的记载。卵巢癌患者有时会腹胀、消化不好,可以食用萝卜消胀,帮助消化。萝卜籽也有消胀作用。适当食用一些生姜,能起到止呕、改善食欲的作用。卵巢癌有腹腔积液时,可常吃些冬瓜,冬瓜皮煮水饮用也有益。盛夏有西瓜时,多吃些西瓜亦可利水。西瓜皮煮水饮用,也有利水功效。

5. 适当运动

肿瘤患者进行适当的运动可增强机体抵抗力,对疾病的康复大有益处。一方面通过锻炼可坚定战胜疾病的信心,另一方面通过运动,不仅能改善心肺功能,还可提高消化功能,增进食欲,恢复体力,同时还能改善神经系统功能,从而提高机体对外界刺激的适应能力,解除患者大脑皮质的紧张和焦虑,有助于休息和睡眠。

适合于肿瘤患者康复锻炼的运动项目主要有太极拳、散步、理疗步行、慢跑、骑自行车、广播体操等。这些运动项目大多具有增强机体功能状况,调节免疫功能,促进机体新陈代谢,改善精神心理状态等多方面的作用,同时又具有运动强度适宜,简单而易长期坚持等特点,较适宜于肿瘤患者进行康复锻炼。

6. 针灸和中药足浴

针灸有助于调和阴阳,疏通经络,扶正祛邪。治疗卵巢癌的主穴取关元、中极、水道、归来、肾俞、三焦俞、三阴交、足三里,配穴取志室、盲门、五枢、维道、冲门、大都、太溪。补泻兼施,每日1次,每次留针30分钟,适用于卵巢癌各期。

足部作为人体的"第二心脏",分布着丰富的神经组织。通过中药足浴可以有效促进血液循环,调节神经系统,加速机体新陈代谢,达到强身健体、祛病延年的功效。推荐给卵巢癌患者的足浴方:生地15克,山萸肉9克,知母15克,黄柏9克,八月札15克,蜀羊泉30克,土茯苓30克,龙葵15克,半枝莲30克。足浴方法:煎药后去渣留药汁,调节水温在40~50℃,浸入双足。

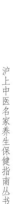

沪上中医名家养生保健指南丛书

开始时水量不宜过多,浸过脚趾即可。浸泡一会儿后,再逐渐加水至踝关节以上,水温保持在60℃左右。同时两脚不停地活动或相互搓动,以促进水的流动,每次持续20～30分钟,以身体感到微热为宜。

第六章
骨、软组织恶性肿瘤

➕【疾病概况】

　　骨与软组织肿瘤是指发生在骨内或起源于骨骼组织成分，以及运动系统的其他结构，如肌肉、结缔组织、肌腱、韧带等组织的恶性肿瘤。骨与软组织肿瘤的病因至今未明，有学者认为可能与骨损伤、慢性感染、放射性刺激、遗传及骨发育过程方向转位等因素有关。原发性骨恶性肿瘤的发病年龄一般较低，多发生于骨骼生长旺盛的青少年，骨肉瘤以股骨远端、胫骨及肱骨近端常见。尤文肉瘤以髋骨、股骨、肋骨、脊柱常见。软骨肉瘤常发生于中老年，长骨及骨盆多见。骨巨细胞瘤多发生在中年，而骨髓瘤及脊索瘤多发生在成年期。继发性骨肿瘤多发生于老年人。原发骨恶性肿瘤发病率 2/10 万～3/10 万，大约占全部肿瘤的 6.2%，而继发及转移性骨肿瘤的发病率可以是原发肿瘤在 30～40 倍。年龄常是骨肿瘤病的诊断依据之一。软组织恶性肿瘤，又称组织肉瘤，仅占全部恶性肿瘤的 1% 左右。在儿童期软组织肉瘤的发病次于白血病、脑肿瘤和淋巴瘤，居第 4 位。在软组织肉瘤中最常见的是纤维肉瘤、滑膜肉瘤、横纹肌肉瘤、脂肪肉瘤、平滑肌肉瘤和间皮肉瘤等。

　　根据目前对骨、软组织恶性肿瘤的认识，虽然通过动物实验证明了某种因素确能诱发骨、软组织恶性肿瘤，但在临床上无法解释单一因素会促使其发生肿瘤。因此骨、软组织恶性肿瘤的

沪上中医名家养生保健指南丛书

致病原因仍不明确,可能与以下因素相关。①先天性畸形:血管瘤多见于婴儿和儿童。血管畸形的表现是毛细血管、小静脉、小动脉和淋巴管异常扩张等,可分静脉型、毛细血管型、淋巴血管瘤型和动静脉瘘型等。这种病变绝大多数在出生后即发现。②家族性遗传:多年的研究已观察到许多肿瘤细胞显示出染色体异常。有染色体异常的人其肿瘤发病率高于正常人,并有家族遗传现象。这些情况都支持肿瘤的发生与家族遗传有着非常密切的关系。③异物刺激:动物实验和临床观察,异物对机体的长期物理性刺激可诱发骨、软组织肿瘤。④化学物质刺激:用化学物质诱发软组织肿瘤的动物实验历史已久。已证实多环碳氢化合物具有诱发作用,但对人体尚缺乏有力的证据,仅从流行病学的调查中发现,少数长期接触聚氯乙烯的工人,会发生肝血管肉瘤。⑤创伤学说:有相当一部分骨与软组织肿瘤患者在肿瘤部位有过明确的外伤史。有些患者是在过去手术瘢痕的基础上发生了骨、软组织肿瘤。常见的瘢痕疙瘩就是最明显的证据。⑥内分泌因素:骨与软组织肿瘤的发生,到底与内分泌的关系如何,尚无定论。许多学者认为有个别骨、软组织恶性肿瘤的生长是受某种内分泌支配的。⑦其他因素:病毒、慢性水肿性炎症及放射线等因素也可诱发骨、软组织恶性肿瘤。

　　骨、软组织恶性肿瘤属于中医学"骨瘤"、"骨疽"、"石瘤"、"肉瘤"、"筋瘤"等范畴。素体情志抑郁,肝气不舒,致阴阳失调,脏腑不和,气机阻滞,脉络受伤,血行不畅,遂使气滞血瘀,日积月累而成本病,或因酒食不节,损伤脾胃,以致运化不健,不能输布水谷精微,聚湿成痰,痰阻气滞,甚则血行不畅,脉络壅塞,痰浊与气血搏结,日渐增大,发为本病。

　　骨、关节疼痛,骨性或软组织性肿块,功能障碍被认为是骨和软组织肿瘤尤其是恶性肿瘤的三大主要症状。

　　1) 疼痛　在轻微的外伤或无外伤的情况下,骨关节处出现明显的疼痛,尤其以夜间为甚,有进行性加重的趋势,止痛药无效,在排除急性和慢性炎症的情况下,应怀疑有早期肿瘤存在的可能。

2) 肿块 一般在骨、骨关节局部出现肿块,生长缓慢的肿瘤或肿瘤样病损很少有明显肿胀,一直到功能发生障碍或发生病理性骨折时,才被发现。有些恶性肿瘤生长速度较快为弥散性肿胀,而且肿块与邻近组织有粘连,活动度差,质地较硬,边界不甚清楚,肿瘤表面不平整且有压痛。

3) 功能障碍 若肿瘤近关节,活动功能将受限制,活动时将疼痛,并有肿胀和压痛。发生在脊柱的肿瘤无论良性和恶性均可压迫脊髓而瘫痪。

除以上典型表现外,肿瘤本身可有坏死、出血及继发感染,并且经常有广泛的血行播散转移至肺、骨、皮下、脑、肾上腺、胰腺等脏器而出现相应症状。

中医学以辨证与辨病结合、整体与局部结合治疗骨、软组织恶性肿瘤。总的治疗原则是扶正祛邪。临床上骨、软组织恶性肿瘤最常见的中医证型有气滞血瘀、痰湿阻滞、毒热蕴结、肝肾亏虚、正虚瘀毒型。气滞血瘀型以躯体有固定性包块,刺痛,表面肤色正常或青紫,面色晦暗,口干口苦,舌质暗红有瘀斑,苔薄白,脉涩或细数等为主要临床表现,治以活血化瘀、解毒散结为主。毒热蕴结型以瘤体迅速增长,色暗红或紫色,发亮,扪之热,或瘤体破溃,渗液,腐臭难闻,全身发热,烦躁易怒,口干便秘,小便黄赤,舌质红绛,苔黄腻,脉弦滑数等为主要临床表现,治以清热解毒、消肿散结为主。痰湿阻滞型以躯体包块,单发或多发,面足虚浮,倦怠乏力,胸胁满闷,恶心呕吐,舌质淡红,苔白腻,脉滑或濡为主要临床表现,治以清痰散结、健脾化湿为主。肝肾亏虚型以肿块增大,时有破溃渗液,局部或全身疼痛,口干、口苦、五心烦热,腰膝酸软,形体瘦弱,舌质红或红绛,少苔或无苔,脉弦细或细数无力等为主要临床表现,治以滋补肝肾、解毒散结为主。正虚瘀毒型以肿块溃烂,缠绵不愈,局部疼痛,面色苍白,体

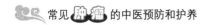

倦乏力,心悸怔忡,舌质淡白,苔薄白,脉沉细等为主要临床表现,治以补益气血、解毒散结活血为主。

各种骨、软组织恶性肿瘤因其生物学特性、病理分期、患者的具体的情况和治疗方法的不同而有着较大的差异。总体来说,低度恶性者,早期发现并经适当治疗,预后较好;而恶性程度高者,易复发转移,预后较差。血行转移是骨、软组织肉瘤最常见的转移途径。淋巴转移率低,一旦出现淋巴转移,预后较差。肺是最常见的转移部位,软组织肉瘤肺转移率可高达80%,肝、脑和骨转移的发生比例较肺少得多,但预后也较肺转移差。女性患者较男性患者生存期长。

骨软组织恶性肿瘤的养生指导原则:针对与骨、软组织恶性肿瘤发病相关的因素,如饮食营养、化学刺激、异物刺激、创伤、病毒感染等采取相关预防措施。定期检查,如有身体不适,及早诊治,争取做到早发现、早诊断、早治疗。发病后注意心情调畅,积极配合治疗,合理饮食,坚持随访。

一、发病前预防

1. 减少或避免化学物质刺激与创伤

动物实验和临床观察,异物或化学物质可诱发恶性肿瘤,也包括骨、软组织恶性肿瘤肿瘤,因此应当减少或避免异物或化学物质长期刺激。如必须接触沥青、石棉、铬及砷化物、联苯胺、B-苯类、羰基镍等致癌性化学物质时,必须严格做好防护。创伤也有可能导致骨、软组织恶性肿瘤的发生,特别是瘢痕体质的人,要尽量避免创伤。

2. 调整饮食习惯

日常生活中尽量戒烟限酒。提倡进食多样、营养均衡食物,建议多食杂粮,荤素搭配,以保证身体所需的营养素和各种必需氨基酸及各种微量元素的摄入。不要盲目地为了增加营养而摄入过多的肥肉、奶油、色拉油、牛奶、羊奶、牛肉、羊肉、狗肉、鸡、鸭、鹅、鹌鹑、鸡蛋、鸭蛋、鹌鹑蛋、鱼、虾、蟹等高脂肪、高能量及高蛋白饮食，要少吃煎、炸、烧烤类食物，多吃富含维生素且有一定抗癌作用的红薯、芦笋、卷心菜、花椰菜、芹菜、茄子、甜菜、胡萝卜、荠菜、苤蓝菜、金针菇、雪里蕻、大白菜等新鲜蔬菜，木瓜、草莓、橘子、猕猴桃、芒果、柿子和西瓜等新鲜水果。

3. 注意观察身体变化，及时检查

由于骨与软组织恶性肿瘤多发生于生长旺盛的青少年，身体可能会有生理性的一些异常变化，自己不会留意。而家长在生活中要留意子女身体的变化，比如身体哪个部位有疼痛、包块等，要认真对待，及时去医院检查，确定生理性的还是异常的，必要时进一步检查，如 X 线片、CT 或 MRI 等，及时确诊。

4. 坚持体能锻炼

坚持体育锻炼能够提高血液和体液的氧含量。众所周知，跑步、爬山、游泳、打乒乓球、打羽毛球等体育运动能成倍提高血氧的含量。而血氧的增加对癌细胞有强大的抑制作用。这就是经常爱好体育运动者，发生癌症机会小得多的根本原因。

坚持锻炼能起到防癌的作用，德国科学家发现，相同年龄，在同一期间坚持体育锻炼的，得癌症的可能性只是缺乏体育锻炼的人的 1/9。实验表明，体育锻炼能增强免疫功能。中老年人只要每日参加 10～15 分钟的体育锻炼，其血液中的白细胞就可以增加 50%。体内免疫功能越强，其歼灭癌细胞的能力也越强。

坚持锻炼能起到防癌的功效，但并非运动量越大对身体越有利。美国专家长期跟踪调查证实，长寿者大多数不是常年热衷于马拉松等剧烈运动的人，却往往是经常参加"轻微运动"的人。坚持长期锻炼除了增强体质外，还能显著改善情绪，利于防癌。

5. 保持心情愉快

调查发现，癌症前期有明显心理影响者为 76%，而一般内

沪上中医名家养生保健指南丛书

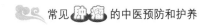

科患者只有32%；从受到的精神刺激强度来比较，癌症患者受到的精神刺激强度比一般患者要强。癌症心理学研究发现：存在有克制自己、压抑愤怒、不安全感及不满情绪的人易患癌症。正如"一切对人不利的影响中，最能使人短命夭亡的就是不好的情绪和恶劣的心境，情绪亦可以杀人，亦可以救人，良好的情绪和心态犹如一剂心药"。一个人的情绪好坏同他的健康与寿命成正比。临床统计数字显示，90%以上肿瘤患者的病因与精神、情绪、心情有直接或间接的关系。中国科学院心理研究所的研究表明，工作和学习上的长期紧张、工作和家庭中的人际关系的不协调、生活中的重大不幸是致癌的3个重要因素。因此，适时放松自己，处理好家庭、工作关系，尽量养成乐观的生活态度，有利于防止癌症的发生。

二、发病后养护

1. 调整心态

对于肿瘤患者来讲，恐惧、悲观是他们最常见和最突出的心态。特别是对于部分需要截肢的骨、软组织肿瘤患者，应给予必要的关怀和疏导，告知截肢后生存时间延长、缓解疼痛，并可以用假肢来替代，鼓起患者战胜疾病的信心。对于已截肢的患者难免出现悲观、失望情绪，患者应向家人、朋友、医护人员说出自己的感受和忧虑，尽快重新适应生活。系统治疗结束后还应多参加一些社会活动，如积极加入抗癌俱乐部等。保持乐观的心态，建立并维持良好的人际关系和社会交往，以巩固临床疗效，这也是临床治疗的继续。

2. 了解疾病知识，配合治疗

治疗骨、软组织恶性肿瘤的关键和其他恶性肿瘤一样也是早期发现和早期治疗。

（1）手术

骨肿瘤手术治疗有截肢手术和保肢手术。相比截肢手术，保肢一方面保留了患者肢体的外形,另一方面也在更大程度上保存了患肢的功能,减少了手术给患者带来的社会功能及心理上的影响。保肢治疗需要具备一定的条件:①肿瘤未侵犯重要的血管和神经;②能够在肿瘤外将肿瘤完整切除,获得良好的外科边界;③进行保肢手术后的局部复发率不应比截肢术高;④局部的软组织条件尚可,预计保留下的肢体功能比假肢好。对于软组织恶性肿瘤常见的手术有囊内切除、边缘切除、广泛切除术、根治手术、保肢体肿瘤段切除术、截肢术等。其中,根治性的截肢局部复发率最低。近年来,手术治疗已趋于保守。

(2) 放疗

是治疗骨、软组织恶性肿瘤的有效手段,术前放疗可以缩小手术范围,提高肿瘤切除率,增加局部肿瘤控制率;术后放疗可进一步控制那些残留的微小临床病灶,防止复发。

(3) 化疗

目前已知化疗对横纹肌肉瘤、尤文肉瘤效果较好,具体有术前化疗(新辅助化疗)、术后辅助化疗及介入化疗 3 种。①术前化疗:一方面可以缩小手术范围,提高局部控制率,减少转移;另一方面可以为术后化疗选择有效的化疗方案。②介入化疗:可以缩小病灶,提高手术切除率。③辅助化疗:由于手术、放疗和介入化疗均属于局部治疗,术后的患者,潜在的转移病灶可能成为术后复发和转移的根源,这时就需要术后辅助化疗,给药后,药物可以随血液到达机体任何部位,从而将潜在的转移病灶控制。

局部高温热疗配合化疗可明显提高软组织恶性肿瘤患者的治疗效果,局部高温热疗是通过将温度加热到 $40\sim43{}^\circ\!C$ 而使肿瘤细胞处于应激状态。肿瘤细胞将生成热休克蛋白(HSP),后者会诱发人体免疫系统的攻击。由此而让细胞更容易被天然免疫过程、化疗或放疗所消灭。

(4) 中医药治疗

在骨、软组织恶性肿瘤治疗中,特别是防治术后复发、转移

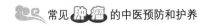

有良好疗效。因此,从确诊开始就应坚持长期中药治疗,包括配合放化疗减毒增效,之后的辨证与辨病结合的中药维持治疗。

3. 饮食与忌口

通过合理调配饮食来改善患者全身营养状况,有助于更好地配合治疗,延长患者生命,甚至康复。

1) 要让患者保持足够的蛋白质摄入量。骨、软组织恶性肿瘤也是一种消耗性疾病,蛋白质的消耗量很大,经常吃些牛肉、瘦猪肉、牛奶、鸡蛋、家禽等,特别是牛肉,具有补脾胃、益气血、强筋骨作用。如果患者厌油腻,可换成蛋白质含量丰富的非肉类食物,如豆类食品。

2) 多进食富含维生素 A 和维生素 D 的蔬菜水果,如胡萝卜、黄豆、花生、杏等。维生素 A 能保护胃肠黏膜,防止胃炎、胃溃疡等疾患发生;维生素 D 同有促进钙、磷两种矿物元素吸收的作用,进而收到壮骨强筋之功。

3) 避免吃不易消化的食物,应多吃煮、炖、蒸等烹调的易消化食物,少吃油炸食物。

4) 少吃或不吃酸渍(不包括糖醋味)、盐腌、霉变、烧烤、烟熏食品,以及色素、香精、烈性酒等。

4. 疼痛护理

疼痛是骨、软组织恶性肿瘤患者的一个重要问题,世界卫生组织推荐三阶梯给药法,镇痛药最佳给药时间是在疼痛发生前,规律服药,首先口服给药。一般疼痛可用解热镇痛类药物,疼痛剧烈给予曲马朵、吗啡等阿片类镇痛药,应按时服用,并告知可能会出现便秘等不良反应。必要时予针剂止痛。医护人员通过正确引导,告诉患者疼痛是一种常见病理状态,烦躁和忧虑只会加重疼痛。在疼痛时指导患者放松,并分散注意力以减轻疼痛。因此,在药物镇痛同时,非药物护理也是相当重要的。

5. 治疗中的护理

放化疗均有相当大的毒性和不良反应,可引起恶心、呕吐,血细胞下降以致全身无力,放射野中的皮肤改变等都可引起患者的不适。所以在应用药物以减轻患者痛苦的同时,应及时掌握患者的思想动态,耐心解释放化疗可能出现的不良反应,使患者消除不必要的顾虑。在放疗时,应该嘱咐患者保持放射野皮肤的干燥,禁止贴胶布和涂抹刺激性的药物,勿用肥皂擦洗。禁用热水袋热敷,保持照射野标记清晰,一旦发生湿性皮炎,应暴露,如发生感染,应及时应用全身或局部的抗生素。

6. 针灸及中药足浴

针灸的作用在于调和阴阳,疏通经络,扶正祛邪。骨肿瘤患者运用针灸可起到增强体质,改善症状等作用。不同证型选择不同穴位,如痰湿阻滞选丰隆、中脘、足三里、内关、商丘;毒热蕴结选大椎、曲池、合谷、内庭、丰隆等穴;气滞血瘀选大椎、膈俞、尺泽、外关;肝肾亏虚选肝俞、肾俞、悬钟、阳陵泉、太溪;正虚瘀毒选脾俞、足三里、气海、血海。实证以泻法为主,虚证以补法为主。

中药足浴也可通过改善血液循环,加速新陈代谢,提高免疫力,起到辅助治疗作用。推荐骨、软组织恶性肿瘤患者的足浴方:丹参30克,益母草30克,蛇六谷30克,石上柏30克,石见穿30克,蚤休15克,骨碎补15克,补骨脂15克,川断30克。足浴方法详见"乳腺癌"篇。

7. 积极锻炼益身心

骨、软组织恶性肿瘤患者在康复期间,应根据患肿瘤部位选择自己锻炼体育运动,以增强抗病、康复能力,同时也能改善心理状态。根据患者本人喜好选择合适的运动项目。如气功运动,除了起到锻炼的目的外,还能调整阴阳,疏通经络,提高免疫力,对身心康复有很大帮助;太极拳不仅是一种简单的身体运动,尚能调养血气,畅通经脉,促进患者康复,还有修身养性的作用,从而帮助患者缓解焦虑、恐惧的心理。因此,建议患者只要条件允许,就选择适合自己的运动方法适当锻炼。

第七章
血液系统与淋巴系统恶性肿瘤

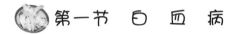

第一节 白 血 病

✚【疾病概况】

　　白血病是一种造血系统的恶性肿瘤,是一组异质性恶性克隆性疾病,因造血干细胞于分化不同阶段发生分化阻滞、凋亡障碍和恶性增殖而引起的造血系统肿瘤。是白细胞及其幼稚细胞(即白血病细胞)在骨髓或其他造血组织中进行性、失控制的异常增生,浸润各种组织,产生不同症状,出现正常白细胞生成减少,周围血白细胞有质和量的变化。临床上常表现为贫血、出血、感染和浸润。根据病程缓急及细胞分化程度将白血病分为急性白血病和慢性白血病,根据细胞形态学分为非淋巴细胞白血病和淋巴细胞白血病。

　　白血病是常见肿瘤之一,是国内十大高发恶性肿瘤之一。根据国外统计,白血病约占肿瘤总发病率的3%,是儿童和青年中最常见的一种恶性肿瘤。男女性之比为(1.25～2)∶1。白血病的发病率在世界各国中,欧洲和北美发病率最高,其死亡率为3.2/10万～7.4/10万人口。亚洲和南美洲发病率较低,死亡率为2.8/10万～4.5/10万人口。临床表现各型之间都有异同之处,其中急性多于慢性,急性白血病中急性粒细胞白血病占首位,急性淋巴细胞白血病、急性单核细胞白血病次之。慢性白血病在我国以慢性粒细胞白血病多见。白血病一年四季均可发病,农村多于城市。近10余年来,美国、日本、英国等国家白血病发生率和病死率也有上升趋势,全世界约有24万急性白血病患者,我国估计有5万以上患者。

随着分子生物学技术的发展,尽管许多因素被认为和白血病发生有关,但人类白血病的确切病因至今尚未被完全认识。但仍然认为与物理、化学因素、遗传因素和生物因素有关。①病毒因素:已证实从鸡、小鼠、猫、牛和长臂猿等动物中的自发性白血病组织里可分离出白血病病毒,是一种反转录病毒,在电镜下大多呈C型形态,反转录病毒是RNA病毒,当反转入细胞质,去掉被膜后释放出RNA。②化学因素:苯有致白血病的作用比较肯定。苯的毒性作用与累积剂量有关,对我国工厂接触苯的工人调查,其发生白血病的危险性是一般人群的4~7倍,平均潜伏期11.4年。环境中化学物质与人类白血病有关,如苯、甲苯、二甲苯,吸烟,饮酒,染发剂。另外,药物的使用与白血病有关,如烷化剂、保泰松、氯霉素、乙双吗啡等。烷化剂可致点突变,激活癌基因致染色体异常。③电离辐射:电离辐射在诱发白血病的作用已无可置疑,原子弹爆炸后地区白血病发生率比未辐射区高17~30倍,X线接触者白血病发生率高于对照组。资料表明,电离辐射可引起染色体异常和DNA的损伤,染色体损伤而产生的癌基因激活及放射所致机体免疫力的缺陷可能参与白血病的发生。④遗传因素:家族性白血病约占白血病的7%,某些遗传病常伴较高的白血病发病率,如唐氏综合征约20%可发生急性白血病,其他如贫血、遗传性毛细血管扩张共济失调以及骨发育不全等遗传缺陷也可引发白血病。多数遗传病具有染色体畸变和断裂,由于有缺陷的染色体对致癌物质敏感性增加,引起控制细胞增多和分化的基因发生突变。⑤其他因素:母亲在怀孕期间服大麻,儿童白血病发生的危险增加11倍。注射生长因

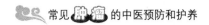

子的儿童发生白血病的危险增加。溃疡性结肠炎患者,早粒细胞白血病发生危险性增加。

中医学虽无白血病类似病名的记载,根据散见于中医典籍所描述的临床症状,将其归属于"虚劳"、"血症"、"温病"、"积证"、"痰核"、"内伤发热"等范畴。急性白血病以起病急骤、全身虚弱、贫血加剧为主者属急劳;以温毒邪热所致高热为主者属温病,若同时伴有严重出血者,属"血症"范围。《普济方》云:"热劳由心肺实热伤于气血,气血不和,脏腑壅滞,积热在内,不能宣通三焦。"《内经》中说"邪之所凑,其气必虚"。白血病的发病原因主要是正气亏虚,感受外邪所致。正虚主要多因于先天不足,劳倦过度,饥饱无常,房事不节,七情不遂,损伤脏腑所致。外邪多为温毒热邪,乘虚侵袭机体而发病。

白血病的临床症状多是由白血病细胞浸润正常造血细胞功能所致,70%的白血病患者以贫血为最初临床表现,随着病程进展迅速加重,常与出血程度不成正比,患者面色苍白,伴有软弱无力、心悸气急等。出血,近一半的患者有程度不同的出血,出血部位遍布全身,但以齿龈、鼻腔、皮下、眼底和女性月经过多为最常见症状。视网膜出血可致视力减退,甚至失明。耳内出血可致眩晕耳鸣。颅内出血可致头痛、恶心、呕吐、瞳孔大小不等、瘫痪、昏迷或忽然死亡。发热为白血病患者的一种常见症状,约一半的患者以发热起病,有不同程度的发热和各种热型,可为低热,也可高达39℃以上。发热的主要原因是感染,由于代谢亢进,患者出汗常常比较显著,多为盗汗,完全缓解时消失,但由于体质虚弱,仍有自汗。淋巴结及肝脾大是急性白血病的常见体征,全身的淋巴结大,多为轻度,质地较软,不融合,压痛不明显,多见于颌下、颈部、腋下、腹股沟等处。若肿大明显时,可压迫脏器引起相应症状。肝脾大多为轻至中度肿大,质地较软、光滑、一般无压痛。白血病患者骨和关节疼痛也较多见,以儿童和急性淋巴细胞白血病多见。白血病细胞浸润导致皮肤损害,最常见的是紫癜,也可有皮肤丘疹、结节、红皮病、剥脱性皮炎或肿块斑丘疹样改变和齿龈增生等。

中医学从整体出发治疗白血病,讲究辨证论治。白血病的发生与脾肾关系密切。临床上把白血病分为 3 型:一为气阴两虚型,症状表现为:神疲乏力,头晕气短,腰酸膝软,自汗盗汗,五心烦热或低热,皮肤时有紫癜,舌质红,苔薄白或少苔,脉细数,治以益气生津、清热解毒,益胃汤合生脉饮加减。二为热毒炽盛型,症状表现为:发病急骤,壮热口渴,皮肤紫癜,口鼻出血,尿血黑便,舌质红有瘀点,苔黄,脉洪数,治以清热解毒、凉血止血,犀角地黄汤加味。三为瘀血痰结型,症状表现为:发病缓慢,胁下痞块,按之坚硬,时有胀痛,淋巴结大,形体消瘦,面色暗滞,皮肤出血,骨节疼痛,舌质暗紫,苔白或腻,脉细弦滑,治以活血化瘀、软坚散结,桃红四物汤合鳖甲煎丸加减。

白血病的预后取决于疾病的病因、病程和个体差异,影响急性白血病预后的因素有年龄、细胞遗传学特征、病史、是否继发性急性白血病,由于抗白血病新药的不断出现、医学的不断进步及支持治疗,急性白血病疗效明显提高。儿童急性淋巴细胞白血病,完全缓解率达到 95% 以上,其中 3 年无病存活率已经超过 50%,成年人急性淋巴细胞白血病和急性髓性白血病的完全缓解率已经达到 60% 以上。慢性粒细胞白血病由于个体差异大,治疗方法不同,诊后生存期长短差异很大,中数生存期一般在 21～45.5 个月。目前长期存活 7～20 年以上的病例逐渐增多。慢性淋巴细胞白血病病程悬殊不一,一般年龄偏大,预后为好,就诊前无症状期长,生存期也长,反之预后较差。

🞦【养生指导】

白血病的养生指导原则:针对与白血病发病相关的因素,如饮食营养、生活方式、生活工作环境、遗传等采取相关预防措施。定期体格检查,定期筛查,做到白血病早发现、早诊断、早治疗。

发病后注意心情调畅,配合治疗,积极锻炼,合理饮食,坚持随访。

一、发病前预防

1. 调整饮食结构和饮食卫生

饮食结构提倡均衡、多样化,注意多食杂粮,荤素搭配,以保证身体所需的营养素和各种必需氨基酸、锌等微量元素。不要盲目地为了增加营养而摄入过多的高脂肪、高能量、高蛋白的饮食,要少吃肉类、黄油、甜食、煎烤类食物,多吃鱼、蔬菜、水果、胡萝卜素等,做到不吸烟、少饮酒。注意饮食的多样化,防止缺碘、缺硒及锌、铜、锰等微量元素。对于先天禀赋不足的人。应注重全面饮食,增加强壮性食品摄入,多选择对肝、肾、骨髓、血液有益的食品。如荔枝、松子、黑木耳、胡萝卜、猪肉、牛肝、羊肝、甲鱼、海参等能促进血液生成,保护血液理化指标的正常。银耳、大白菜、梨、葡萄、桑葚、牛奶、鸡蛋黄、乌贼鱼等对造血功能有益。栗子、酸枣、黄蜡等有强壮骨骼及骨髓的作用。核桃仁、刀豆、菠菜、樱桃、韭菜、花椒等能加强肾上腺的活力。

注意饮食卫生。因为含有化肥、农药的蔬菜水果等食物,食用后经消化吸收进入血液,容易破坏骨髓的正常造血功能,从而发病。所以,蔬菜、水果食用前要清洗干净,把化肥农药的残留量降至最低限度。多吃具有抗白血病作用的食物:苜蓿、蒜、小麦、胡萝卜、核桃、蒲公英、牡蛎等。

2. 改善生活方式,远离危险环境

不要滥用药物。使用氯霉素、细胞毒类抗癌药、免疫抑制剂等药物时要小心谨慎,必须有医师指导,切勿长期使用或滥用。此外,尽量少用或不用染发剂。美国研究人员发现使用染发剂(尤其是大量使用)的女性,患白血病的危险是普通人的3.8倍。经常接触染发剂的理发师、美容师、整容师也有潜

在危害。

电离辐射可以诱发白血病,避免辐射良好的生活方式可以使人远离白血病。一项最新研究发现,长期暴露于人造灯光下是增加患白血病风险的一个原因。开灯睡觉的儿童或者自然睡眠模式受人造光线干扰的人,患癌症的可能性比平常人要大。最近,研究人员在伦敦举行的儿童白血病大会上提出,儿童白血病发病率增多与夜晚暴露在灯光下有关系。因此,晚上上床睡觉,人们就应该把灯关掉,直到第二天早晨醒来。还应远离高压线、变电站及正在使用的微波炉等。不要过多地接触 X 线和其他有害的放射线。从事放射线工作的人员要做好个人的防护,加强预防措施。婴幼儿及孕妇对放射线较敏感,易受伤害,妇女在怀孕期间要避免接触过多的放射线,否则胎儿的白血病发病率较高。要减少苯的接触,慢性苯中毒主要损伤人体的造血系统,引起人白细胞、血小板数量的减少诱发白血病。从事以苯为化工原料生产的工人一定要注意加强劳动保护。使用氯霉素等具有抑制骨髓严重不良反应的药品,在应用某些化学免疫抑制剂时,要严格掌握其适应证、剂量和疗程,及时复查血象。治疗原有血液病,如白细胞减少症等,并注意观察随访。有白血病家族史者,应做好日常防护,及时检查血象。做到早发现、早治疗、早康复。

3. 保持心情愉悦,积极参加体育锻炼

生命在于运动,规律的体育锻炼可控制体重,增强机体抵抗力,这对预防白血病有很大帮助。积极参加体育锻炼,如跑步、游泳、舞蹈、打羽毛球等,还能显著改善情绪。经常运动的人很少会有抑郁、消极的坏心情。

二、发病后养护

1. 精神调养

白血病患者大多存在着明显的心理压抑和精神障碍,主要

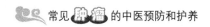

表现为焦虑、紧张、恐惧,甚至不愿意接受自己生病的事实,产生悲观压抑、食欲不振、失眠、体重减轻等临床表现,甚至陷入绝望无助的境地。白血病患者如果悲观绝望,失去信心,即使进行有效治疗,其预后也令人担忧。所以积极调整好心态对疾病的恢复和生活质量的改善有着重大意义。首先就要树立战胜疾病的信心,采取乐观的生活态度。在治疗过程中培养出希望、眷恋、勇敢、忍耐、信任等良好的情感,积极地生活,并参加康复团体和其组织的活动,交流学习,关心和帮助他人,形成良好的人际关系,培养并形成一个明确的有积极意义的生活目标,当人生价值得到更多体现时,信心也会增加。对临床治疗后的恢复也是大有裨益的。

2. 了解疾病知识,配合治疗

患者多了解一些疾病的知识,以更好地配合医师治疗。很多患者在患病前对白血病可能都有所了解,但是这些了解大多是片面的,甚至是错的,以至于自己患病后,增加了对疾病的恐惧感,甚至干扰治疗。有的患者认为骨髓穿刺检查会损害身体,因而抵触检查,实际上骨髓穿刺是一种十分安全的检查手段,很少出现并发症,对白血病的诊断和治疗非常重要且必不可少的。患者只有对此有正确的了解,才能更好地配合检查。白血病化疗疗程长,化疗不免带来许多不良反应和身体的不适,只要患者能正确对待化疗和其不良反应的关系,有战胜疾病的信心,配合医务人员的指导,一定能战胜疾病。

中医药在治疗白血病方面经验丰富,尤其是在提高机体免疫、减轻放化疗毒性和不良反应及改善术后身体状态方面有其独特的优势。放化疗期间,多数患者会出现食欲减退、恶心呕吐、脱发、白细胞下降、肝肾功能损伤等毒性和不良反应,服用健脾和胃、补精生髓的中药能有效减轻放化疗不良反应,为疗程的顺利完成起到保驾护航的作用。

3. 生活调理

白血病患者首先要纠正不健康的生活方式,白血病患者因为免疫功能比较低,抗病能力较差,应注意饮食起居卫生,避免出入人群密集的公共场所,减少传染性疾病的接触,防止感染。戒除抽烟饮酒的不良嗜好,远离二手烟和有污染的环境。

4. 坚持随访,定期复查

白血病是一种特殊的疾病,虽然在医院接受有效的正规治疗后,临床康复出院,但仍存在疾病反复的可能,故一定要坚持定期随访,及时观察疾病动态,给予治疗和控制。白血病患者进入完全缓解期后,每隔2~4周应检查1次血常规,每3~4个月应进行1次骨髓穿刺检查作为常规检查。其他常规的定期检查包括心、肝、肾等重要脏器的功能检测和免疫功能测定,尤其在联合化疗巩固治疗阶段。为了早期发现髓外复发,必要时行定期的脑脊液检查。

5. 饮食调理

白血病是一类造血细胞呈恶性增生性疾病,对体能的消耗甚大。因此供给足够的营养要素对支持各种治疗、缓解白血病的各种症状十分重要。白血病患者多属脏腑内虚,患者多有不同程度的营养不良,需要营养支持。白血病患者营养要求为高能量、高蛋白、富含维生素。高能量的高蛋白的食物,如瘦肉、禽蛋、鱼类、豆类及各种豆制品、动物内脏、乳类食品;糖类,每日至少300克;高维生素的食物,如新鲜蔬菜、水果、果汁等;米面类食物主要为人体提供糖类、B族维生素及铁元素等,每日需300~500克。贫血者宜多食猪肝、花生、芝麻、黄鱼、海参、蜂乳等食物。出血者宜多食莲藕、芹菜、蘑菇、黄花菜、香菇、木耳等食物。发热者宜多食豆豉、葱白、白果、绿豆、大枣、紫菜、甲鱼等食物。淋巴结大者宜多食荔枝、海蛎子、文蛤、百合、海蜇、芋艿、红花、羊肚等食物。白血病晚期患者大多气血两伤,阴阳俱损,脏腑失和,胃气衰败,药膳食补以补为主,但不宜大补,主要以开胃进食、益气健运为主,可食肉汤、羹粥、牛乳、参汤等。白血病患者饮食宜忌辛热香燥之品,如葱、姜、蒜、辣椒、韭菜、酒、蟹、羊肉、狗肉、扁豆及煎炸过度、生冷难消化的食品。勿食桃仁、山慈姑等以免出血。

6. 积极锻炼

白血病患者在康复期间,坚持参加适度的锻炼,不仅可以提高身体素质,同时也能改善心理状态。每日应安排一定的时间参加锻炼,可根据体力恢复情况、个人爱好和活动条件自行选择锻炼方式,如慢跑、太极拳、体操、气功等,但活动量不宜太大,以免剧烈活动对身体造成损伤。中医古代就有康复锻炼的方法,如八段锦、五禽戏、太极、气功等不仅有利于康复机体还可以祛病延年益寿。国外传入的放松训练和意向法等自我放松疗法都可以使全身肌肉放松,消除精神紧张,使情绪轻松。"静"则摒除杂念,意念专一,达到意境恬淡、宁静,有利于白血病的抗复发和康复。

7. 针灸及推拿治疗

(1) 针灸

目的在于调和阴阳,疏通经络,扶正祛邪。①选穴上星、曲池、合谷、阳陵泉、足三里、条口、脐周4穴(肚脐上、下、左、右旁开1.5寸)、背部6穴(第3、4、5胸椎棘突左右旁开1.5寸)、胸前6穴(第2、3、4肋间胸骨中线左右旁开1.5寸),前3日每日1次,以后隔日1次,采用泻法浅刺,适用于急性白血病。②选穴命门、至阳、绝骨,方法是:命门针上加悬灸,针刺用平补平泻法;或取穴迎宾、行间、心俞、脾俞、血海、内关、足三里、膻中等,每次选用3~5穴,每日1次,针灸均可,适用于慢性白血病。

(2) 推拿

诱导期按风池、百会、攒竹、推脊柱(泻法);缓解期按肝俞、胃俞、脾俞、揉中脘、关元、气海等穴,拿肩井穴,每日2次。

第二节　恶性淋巴肿瘤

【疾病概况】

　　恶性淋巴瘤简称淋巴瘤,是一种起源于淋巴结或其他淋巴组织的恶性实体瘤。根据肿瘤细胞特征、疾病起病方式、淋巴结外组织器官的涉及率、病程进展以及对治疗反应的不同,可将淋巴瘤分为霍奇金淋巴瘤(HL)和非霍奇金淋巴瘤(NHL)两大类。淋巴瘤在我国的发病率尚无确切资料,大约为 2.2/10 万,居我国恶性肿瘤发病率的第 11 位。其死亡率约为 1.5/10 万,居恶性肿瘤死亡率的第 11～13 位,明显低于欧美各国。HL 在我国仅占淋巴瘤的 10% 左右,而 NHL 约占 90%。本病可发生于任何年龄,发病高峰年龄在 20～40 岁之间。

　　恶性淋巴瘤的病因尚未明确,病毒病因学说目前最受重视,其他因素如免疫因素、遗传因素、环境因素、某些慢性炎症或疾病等均可能与淋巴瘤的发病有关。

　　恶性淋巴瘤的治疗主要是放疗和联合化疗,HL 常用化疗方案为 MOPP、ABVD、CVB、CVPP 等,NHL 常用化疗方案为 CVP、COPP、COMLA、COP－BLAM 等,低度恶性淋巴瘤除放化疗外,生物反应调节剂亦有较好的疗效。

　　中医古代文献虽无淋巴瘤病名,但对类似淋巴结大病证的叙述与证治并非少见。"瘰疬"指淋巴结大而言,"筋瘰"、"石疽"、"痰核"、"恶核"、"失荣"等也是描述淋巴结大的病证,虽然临床症状各异,但其共同特点是皮色不变、一般不痛不痒,皆属中医学"阴疽"的范畴。本病病因有外邪引起,也有内伤所致,外邪多为寒邪侵袭,恣食生冷;内伤多为情志不舒,劳伤日久导致肺失宣降,脾失健运,肝气郁结,肾阴不足。在此基础上发生痰湿内停,气滞血瘀,毒蓄结聚成块,久耗津液等病理变化。所以

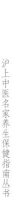

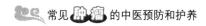

本病的病理特点为本虚标实,正虚为本,痰瘀为标,日久耗伤气血,发为败症。病机重点在于痰毒,涉及脏腑主要为肺、肝、脾、肾。

恶性淋巴瘤的症状表现较为复杂。

1. 局部表现

恶性淋巴瘤大多首先侵犯表浅和(或)纵隔、腹膜后、肠系膜淋巴结,少数可原发于结外器官。

1)淋巴结　早期表现为无痛的颈部淋巴结大,其他部位亦陆续发现。淋巴结可从黄豆大到枣子大,中等硬度,坚韧,均匀,丰满。一般与皮肤无粘连,在初期和中期互不融合,可活动。后期淋巴结增大,也可互相融合成大块,直径可达 20 cm 以上,侵犯皮肤,破溃后经久不愈。有 1/5 左右患者起病即有多处淋巴结大,很难确定何处为首发部位。一般累及的淋巴结区比临床体格检查更广泛。HL 邻近淋巴结区受侵较多见,约占2/3,而NHL 侵犯不相邻近淋巴区的机会多。

2)纵隔　纵隔也是恶性淋巴瘤好发部位之一。多数患者在初期常无明显症状,主要表现为 X 线片上有中纵隔和前纵隔的分叶状阴影。患者可有急剧发展的上腔静脉压迫征或气管、食管、膈神经受压的表现。HL 的纵隔淋巴结大发生率约为50%,尤以年轻妇女为最高(70%),NHL 的纵隔受侵低于 20%,但在 T 细胞淋巴瘤,尤其是 T 淋巴母细胞性淋巴瘤,纵隔淋巴结大则是常见的首发症状。纵隔淋巴结大,可以是单个的淋巴结增大;也可以是多个淋巴结融合成巨块;外缘呈波浪状,侵犯一侧或双侧纵隔,以后者较多见。前纵隔淋巴结增大表现为胸骨后区密度增高,凸面向前的团块影,这组淋巴结有否增大是鉴别恶性淋巴瘤与结节病的重要标志。后纵隔淋巴结大表现为胸椎旁梭形软组织影,多位于左侧第 8～12 胸椎水平,也可以是对称的。

3)肝脾　部分病例可以肝脾大为首发症状。原发性肝恶性淋巴瘤少见,文献仅有个例报道。继发侵犯肝脏的并不少见,尸解发现60％HL和50％NHL侵犯肝脏。由于肿块弥散,肝扫描也少有大的占位病变。脾恶性淋巴瘤有时常需手术后病理检查始能确定。少数患者可有脾功能亢进的表现。发生于脾的恶性淋巴瘤预后较好,有肝累及的预后不良。

4) 结外器官 约9％HL可有结外器官累及,NHL还可侵犯多种器官和组织,包括肺、消化道、骨骼系统、皮肤、神经系统、乳腺等。

2. 全身表现

可有不明原因的发热、乏力、盗汗、食欲减退、体重减轻等程度不等的全身症状,晚期常有恶病质。一般随着病情的进展,全身症状可以加重。这类患者中可有淋巴细胞减少。纵隔和腹膜后恶性淋巴瘤伴有发热、瘙痒的较多。持续发热、多汗、体重下降等可能标志着疾病进展,机体免疫功能的衰竭,预后不佳。但也有的患者仅有瘙痒、发热而不伴有巨大肿块,经治疗后迅速好转者,预后反而较好。

3. 贫血

10％～20％患者在就诊时即有贫血,甚至可发生于淋巴结大的前几个月,晚期常出现贫血。发生贫血的原因:①慢性失血,特别是消化道出血,导致低色素小细胞性贫血;②动员组织内的铁及重新利用血红蛋白铁的能力下降;③部分患者抗人球蛋白试验阳性,红细胞寿命缩短;④骨髓广泛侵犯,造血功能低下;⑤脾功能亢进,血细胞破坏增多;⑥个别患者血清叶酸降低,表现为大细胞性贫血;⑦有时血清免疫球蛋白增多,血浆量增加,血液稀释,也是引起血红蛋白降低的因素之一。进行性贫血和红细胞沉降率增快是临床上判断恶性淋巴瘤发展与否的一个重要指标。

4. 神经系统表现

可有一系列非特异性神经系统表现,如进行性多灶性脑白

沪上中医名家养生保健指南丛书

质病、亚急性坏死性脊髓病、感觉或运动性周围神经病变以及多发性肌病等等。病变性质可为变性、脱髓鞘、感染性、坏死性或混合存在。临床表现为头痛、颅内压增高、癫痫样发作、颅神经麻痹等。

5. 皮肤表现

常见的为糙皮病样丘疹、带状疱疹、全身性疱疹样皮炎、色素沉着、鱼鳞癣及剥脱性皮炎,也可发生荨麻疹、结节性红斑、皮肌炎、黑棘皮症、色素性荨麻疹等。至于瘙痒而引起的抓痕和皮肤感染则更为常见。晚期恶性淋巴瘤患者免疫状况低下,皮肤感染常经久破溃、渗液,形成全身性散在的皮肤增厚、脱屑。

由于恶性淋巴瘤患者大多正气内虚,脏腑功能低下,中晚期患者其虚损情况更为突出,因此要妥善处理好扶正和祛邪关系,强调整体观念、治疗中注意保护患者的正气,治疗后积极给予扶正治疗,维护提高机体免疫功能,将有利于取得良好而稳定的疗效。临床上恶性淋巴瘤最常见的中医证型有 6 种,一为寒痰凝滞型,以颈项、耳下或腋下、腹股沟部多个肿核,不痛不痒,皮色如常,坚硬如石,形寒肢冷,多不伴发热,舌质淡苔薄白,脉沉细而弱为主要表现,治疗多以温化寒痰、软坚散结为主。二为气郁痰结型,以颈项、耳下,或腋下、腹股沟有多个肿核,不痛不痒,皮色不变,头晕耳鸣,口苦咽干,烦躁易怒,舌质红,苔微黄,脉弦数为主要表现,治疗多以舒肝解郁、化痰散结为主。三为肝火犯肺型,以颈项、耳下、或腋下、腹股沟有多个肿核,胸胁疼痛,咳嗽气逆,烦躁易怒,口苦咽干,舌红,苔薄白或微黄,脉弦数为主要表现,治疗多以清肝泻肺、解郁散结为主。四为血瘀癥积型,以颈项、耳下、或腋下、腹股沟处有多个肿核,形体消瘦,腹内结块,舌质暗或有瘀斑苔黄,脉弦涩为主要表现,治疗多以活血化瘀、软坚散结为主。五为肝肾阴虚型,以颈项肿核累累,坚硬如石,五心烦热,腰膝酸软,舌质红苔少,脉细数为主要表现,治疗多以滋补肝肾、软坚散结为主。六为气血两虚型,以颈项、腋下肿核累累,坚硬如石,推之不移,或有腹内结块,神疲乏力,形体消瘦,头晕目糊,心悸气短,舌质淡苔薄白,脉细弱为主要表现,治疗多以益气养血为主。

本病的预后,淋巴瘤是一类常见的血液系统恶性肿瘤,其发病机制复杂,目前尚未被完全认识,远期疗效尚不够满意。西医多采用联合化疗、放疗等方法,近年来骨髓移植、单克隆抗体等免疫治疗的应用,淋巴瘤的治疗疗效不断提高。中西医结合治疗本病具有一定的优势和特色,可减少放化疗毒性和不良反应,提高缓解率,延长生存期,使淋巴瘤的预后明显改善。尤其是在放化疗结束后,服用益气健脾、益气活血、软坚散结中药可有效地控制病灶的复发和转移。

✚【养生指导】

一、发病前预防

1. 了解疾病知识,保持良好心态

预防恶性淋巴瘤的有效且容易做到的措施就是保持良好的心态,劳逸结合,避免过度疲劳。关心体贴患者,耐心与患者交谈,通过交谈确认患者对疾病知识了解程度和对疾病、未来生活的顾虑,并给予清楚、充分的解释和说明。也可向患者描述病因:尚未完成阐明;可能与病毒感染、免疫缺陷、自身免疫性疾病有关。描述疾病的分类:霍奇金淋巴瘤和非霍奇金淋巴瘤。解释淋巴瘤原发部位因人而异,可以是淋巴结或淋巴结以外的器官,如扁桃体、鼻咽部、胃肠道、脾脏、骨骼及皮肤等。了解此疾病的临床表现。解释明确诊断必须做细胞活检,讲解治疗方法,以便患者密切配合。

2. 改善疲劳

协助患者日常生活,以减轻疲劳,降低耗氧量,减轻心、肺负担。保证患者充足的休息和睡眠时间,嘱患者按时就寝,中午休

沪上中医名家养生保健指南丛书

息期间放好窗帘,避免不必要的操作,保持环境安静、舒适。减少干扰因素,如噪声、探视者。经常与患者一起讨论预防或减轻疲劳的方法,如尽量避免诱发因素、保持病情稳定、止痛、保证患者舒适的体位等,鼓励患者多进食、增强营养,以补充疾病的高消耗。

3. 注重饮食合理

淋巴瘤患者或普通人群,预防恶化或患上恶性淋巴瘤的另一措施是避免吃咸而辣的食物,不吃过热、过冷、过期及变质的食物;多吃新鲜的蔬菜和水果,多补充维生素 A 和维生素 C。

4. 养成良好的生活习惯

不良生活习惯包括偏食、吸烟、嗜酒、不科学烹调等行为。现代医学研究证实,不良的生活习惯是导致癌症发生的最大危害。美国癌症权威研究机构的报道指出,不良习惯占致癌因素 35%,吸烟占 30%,两者加起来就占 65%。有鉴于此,重视以上环节的防范,就能让绝大多数人远离癌症,每个人都从自己做起,是非常重要的。其次,不要酗酒,因为烟和酒是酸性物质,长期吸烟喝酒的人,极易导致酸性体质。生活习惯不规律的人,如彻夜唱卡拉 OK、打麻将、夜不归宿等生活无规律,都会加重体质酸化,容易患癌症。应当养成良好的生活习惯,从而保持弱碱性体质,使各种癌症疾病远离自己。

二、发病后养护

放化疗是淋巴瘤患者最常用的治疗方式。淋巴瘤患者的饮食、淋巴瘤患者化疗后的饮食,应得到重视。淋巴瘤饮食与患者治疗后的日常护理有关,若护理得当,可一定程度上防止复发,提高人体抗病力。

1. 淋巴瘤患者放化疗期间应注意的饮食问题

1) 食物要少而精　化疗期间会出现恶心呕吐腹泻、食欲不振等症状,多数人食量较少。因此食物选择应是高质量蛋白质、高能量食品多样交替,坚持进食,患者因呕吐食物摄入量不够时,可从静脉辅助葡萄糖、氨基酸、蛋白等。

2) 多吃富含维生素 C 和维生素 A 丰富的食物 医学研究证明,维生素 C 能增强细胞中间质功能,是阻止癌细胞生成扩散的第一道屏障。增强全身抵抗力,抑制癌细胞的增生。许多蔬菜水果,如西红柿、山楂、橙子、柠檬、大枣等,含维生素 C 比较丰富,应多食用。

3) 少食多餐 在三餐之外可增加一些体积小、能量高、营养丰富的食品,如巧克力、面包干、蛋类制品。进餐时避开化疗药物作用的高峰。如静脉化疗最好空腹时进餐。

4) 对症调理饮食 饮食中增加一些调味品,使食物味道鲜美,增进食欲。进食后易呛食,可食少渣流质。

2. 避免放化疗后的感染

在患者接受放化疗后,且骨髓受到抑制期间应做好保护性隔离,减少探视人员,减少活动,尤其是少到人群聚集的地方活动,并戴口罩。保持室内空气新鲜,每日开窗通风 2 次,每次 15～30 分钟,室内上、下午各 1 次。协助患者及时增减衣服,预防感冒。协助患者做好个人卫生,指导患者培养良好的卫生习惯,经常洗手,尤其便后、餐前、自我护理前后要认真洗手,注意饮食卫生,不吃凉烂不洁生食,禁烟酒、浓茶、咖啡。保持口腔卫生,保证每日 3 次口腔护理。每日多次用盐开水含漱,尤其是进食前后、晨起、晚睡前,以便清除食物残渣,并观察口腔黏膜有无异常、牙龈有无红肿。保持良好的排便习惯,多饮水,多进食蜂蜜、香蕉等,防大便干结致肛裂而造成肛周感染。注意保持肛周及会阴部卫生,每次便后清洗,并用 0.02% 的高锰酸钾溶液坐浴 20 分钟。若并发口腔黏膜改变,可用口康溶液含漱;若并发肛周感染疼痛,可用利多卡因-庆大霉素溶液保留灌肠或湿敷。遵医嘱使用抗生素。

沪上中医名家养生保健指南丛书

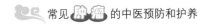

3. 中医中药特色治疗

（1）中医治疗淋巴瘤的优势

淋巴瘤与外邪侵袭、七情内伤、正气内虚有关。淋巴瘤以正气内虚、脏腑功能失调为本，外感四时不正之气、外感六淫之邪为标。其病机为脏腑功能失调、痰浊瘀血凝滞。目前，中医治疗淋巴瘤取得了较好的疗效，其特色优势如下。

1）整体观念　中医有很强的整体观念。中医往往能从患者全身的特点加以考虑，而不只是局限在淋巴肿瘤局部。中医调理能纠正机体的某些失调，去除肿瘤的复发因素，减少转移的机会；其次，中药对健康细胞的伤害比较小，一般不会因治疗本身的原因对身体产生新的破坏，在疾病好转的同时，体力也会逐渐得到恢复，免疫力也逐步增强。

2）辨证灵活　中医治病是在整体观思想的指导下，进行辨证施治、它是整体、是辨证。

在中医学整体观思想指导下，辨证是动态的、灵活的。它不局限于某个脏腑、某个经络、某个病位、某个病症。它不但因人而异进行个体化治疗，而且在治疗过程中还考虑社会因素、环境因素、四时气候的变化等，以此来确定治疗或祛邪为主，或扶正为主，或祛邪扶正兼顾，如三分祛邪、七分扶正，或七分祛邪、三分扶正等。

3）减毒增效　临床证明，中药可以减轻西医治疗的毒性和不良反应。放化疗是目前淋巴瘤常规治疗的主要方法，中医药的配合可在减轻放化疗毒性和不良反应上产生特殊的疗效，大幅度提高患者的存活期及生存质量。淋巴瘤患者在放疗后如能及时配合中医治疗，扶正固本，改善患者的饮食与睡眠状况，增强患者的体质，那么对防止淋巴瘤的复发和转移会大有益处。倘若在淋巴瘤化疗的同时或在化疗后配合健脾和胃、益气生血、补益肝肾、软坚散结等中医药治疗，则可以较好地缓解化疗的毒性和不良反应，有助于化疗疗程的顺利进行，有些中药（如丹参、灵芝、三七等)甚至还可以提高化疗的疗效。减毒方面,呕吐则益气健脾、降逆止吐,四君合小半夏汤加减。脱发则滋阴补肾、生精乌发,以六味地黄汤加减。肝肾损害以一贯煎汤加减,心肌损害以归脾汤加减等。增强疗效方面如骨髓抑制时间减少,联合化疗＋中药增效,增强体质,提高生活质量等。

(2) 中药在恶性淋巴瘤综合治疗中的应用

当前,恶性淋巴瘤使用放化疗,对于缩小癌块、杀灭癌细胞,效果较显。然而,化疗在杀伤和抑制肿瘤细胞的同时能对机体正常组织产生不同程度的损害,某些抗癌化疗药物的治疗剂量和中毒剂量十分接近,可对体内各个系统产生毒性,特别对生长旺盛的细胞,如骨髓细胞、胃肠道黏膜上皮细胞、生殖细胞、毛发等损害较为明显;放疗亦在杀灭癌细胞的同时对正常细胞产生生物效应和破坏作用,称为放射不良反应。中医药在防治化疗和放疗不良反应中占有重要的位置,尤其对常见的消化系统和造血系统毒性反应的治疗有较好的效果,保证了放化疗的顺利进行。

1) 消化系统不良反应　常见食欲不振、恶心呕吐、胸闷脘胀、便溏或秘结等,如兼见口干唇燥,甚则口腔溃烂,肌肤掀热,舌质红、苔黄厚或中剥,脉濡数者,为热伤胃阴;口干不欲饮,怠倦乏力,短气晕眩,舌质胖或有齿印、苔厚腻,脉濡缓者,为脾虚蕴湿。中医认为放射线是一种外来的热毒之邪,可致损阴灼津,故恶性淋巴瘤放疗中常常出现热伤胃阴的证候,治宜养阴清胃,选用沙参、百合、天冬、麦冬、白茅根、竹茹、女贞子、旱莲草之属;化疗药物多为峻烈的毒药,能使中焦运化功能失调,故恶性淋巴瘤化疗中常见脾虚蕴湿的证候,治宜健脾祛湿,选用香砂六君(木香、砂仁、党参、茯苓、白术、甘草)合鸡内金、白芍、糯稻根、法半夏、佩兰等。

2) 造血系统不良反应　常见不同程度的骨髓抑制,表现为白细胞减少,也可见红细胞和血红蛋白减少,血小板下降,有出

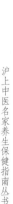沪上中医名家养生保健指南丛书

血倾向,出现明显的贫血症状。如兼干咳咽痛,口干欲饮,烦热易怒,纳呆失眠,舌红、无苔,脉细数者,为阴虚血热;短气自汗,怠倦乏力,眩晕腰痛,纳呆便溏,舌质胖嫩,脉细缓无力者,为脾肾亏虚。恶性淋巴瘤放疗中随着放射量的增加,热毒蓄积可使机体出现阴虚血热的证候,治宜滋阴凉血,用大补阴丸(知母、黄柏、熟地黄、龟板、猪脊髓)合杞菊地黄丸(枸杞、菊花、熟地黄、山萸肉、淮山药、茯苓、丹皮、泽泻)加减;恶性淋巴瘤多次或大面积放疗后,或晚期患者全身化疗中,皆能使机体耗气伤阴劫血,出现脾肾亏虚的证候,治宜益脾气、补肾精,用归脾丸(人参、白术、黄芪、当归、甘草、茯神、远志、酸枣仁、木香、龙眼肉、生姜、大枣)合左归丸(熟地黄、淮山药、山萸肉、枸杞、菟丝子、川牛膝、鹿角胶、龟板胶)加减。在造血系统不良反应的辨证论治中,按血细胞不同成分的减少,其辨证用药可有所侧重,如白细胞减少用黄芪、黄精、女贞子、枸杞子、菟丝子;红细胞减少用人参、党参、当归、大枣、龙眼肉、阿胶、枸杞子;血小板减少用女贞子、山萸肉、龟板、大枣、黑大豆等。

图书在版编目(CIP)数据

常见肿瘤的中医预防和护养/徐振晔主编. —上海:复旦大学出版社,
2013.10(2015.7 重印)
(复旦·养生. 沪上中医名家养生保健指南丛书)
ISBN 978-7-309-09824-2

Ⅰ. 常… Ⅱ. 徐… Ⅲ. 肿瘤-中医治疗法 Ⅳ. R273

中国版本图书馆 CIP 数据核字(2013)第 137603 号

常见肿瘤的中医预防和护养
徐振晔 主编
责任编辑/贺 琦

复旦大学出版社有限公司出版发行
上海市国权路 579 号 邮编:200433
网址:fupnet@fudanpress.com http://www.fudanpress.com
门市零售:86-21-65642857 团体订购:86-21-65118853
外埠邮购:86-21-65109143
常熟市华顺印刷有限公司

开本 890×1240 1/32 印张 6.5 字数 155 千
2015 年 7 月第 1 版第 2 次印刷

ISBN 978-7-309-09824-2/R·1323
定价:20.00 元